Birhanu Hailu

Epidemiologia e perdas financeiras da LSD na criação de gado da Etiópia

Birhanu Hailu

Epidemiologia e perdas financeiras da LSD na criação de gado da Etiópia

ScienciaScripts

Imprint
Any brand names and product names mentioned in this book are subject to trademark, brand or patent protection and are trademarks or registered trademarks of their respective holders. The use of brand names, product names, common names, trade names, product descriptions etc. even without a particular marking in this work is in no way to be construed to mean that such names may be regarded as unrestricted in respect of trademark and brand protection legislation and could thus be used by anyone.

Cover image: www.ingimage.com

This book is a translation from the original published under ISBN 978-3-659-80344-4.

Publisher:
Sciencia Scripts
is a trademark of
Dodo Books Indian Ocean Ltd. and OmniScriptum S.R.L publishing group

120 High Road, East Finchley, London, N2 9ED, United Kingdom
Str. Armeneasca 28/1, office 1, Chisinau MD-2012, Republic of Moldova, Europe
Printed at: see last page
ISBN: 978-620-8-06805-9

Copyright © Birhanu Hailu
Copyright © 2024 Dodo Books Indian Ocean Ltd. and OmniScriptum S.R.L publishing group

Conteúdo

RECONHECIMENTO

Gostaria de agradecer do fundo do coração ao Professor Tadele Tolosa pelos seus valiosos e contínuos conselhos e pela correção deste trabalho.

Os meus agradecimentos mais profundos vão para o Dr. Getachew Gari pelos seus conselhos oportunos, pela partilha da sua riqueza de conhecimentos e pelos comentários construtivos para o desenvolvimento deste trabalho.

Gostaria de estender os meus agradecimentos aos veterinários do distrito pela sua ajuda para a vida deste livro, sem eles o trabalho poderia ser muito difícil.

Os meus profundos agradecimentos à Universidade de Samara pela sua ajuda financeira para facilitar o meu trabalho nas zonas pastorais da região de Afar

Quero agradecer aos funcionários da JUCAVM, aos trabalhadores do centro informático e ao bibliotecário pela sua paciência durante a redação do manuscrito.

Por último, os meus agradecimentos vão para toda a minha família e amigos pelo seu apoio total.

ESBOÇO BIOGRÁFICO

Birhanu nasceu em 1985, filho de seu pai Hailu Hagos e de sua mãe Etsay Amare, na zona sul, região de Tigray, no norte da Etiópia, num distrito chamado Emba Alaje, numa kebelle chamada Sesat. Frequentou a escola primária na cidade de Adishiho a partir de 1994 e continuou o ensino secundário na Wolde Nigus Quiha Senior Secondary School e na AtseYohannes Comprehensive School até 2004. Depois de concluir o ensino secundário, ingressou na Universidade de Mekelle em 2004 e estudou Medicina Veterinária até 2009. Após a licenciatura, trabalhou na Universidade de Samara como professor durante um ano. Entrou para a Faculdade de Agricultura e Medicina Veterinária da Universidade de Jimma para estudar o seu Mestrado em Epidemiologia Veterinária de setembro de 2010 a junho de 2012. Atualmente, trabalha como professor assistente de epidemiologia veterinária na Universidade de Samara.

ABREVIATURAS

ASL	Above Sea Level
BSL	Below Sea Level
CFT	Complement Fixation Test
CBPP	Contagious bovine Pleuroneumonia
CFSPH	Center for food security and public health
CI	Confidence Interval
CSA	Central statistical Agency
ELISA	Enzyme Linked Immunosorbent Assay
FAO	Food and Agricultural Organization
FMD	Foot and Mouth Disease
GDP	Gross domestic product
IAH	International Animal Health
IFAT	Indirect Fluorescent Antibody Test
IGAD	Inter- governmental Authority for Development
ILCA	International Livestock center for Africa
ILRI	International Livestock Research Institute
KSGPV	Kenyan Sheep and Goat Pox Virus
LSD	Lumpy Skin Disease
LSDV	Lumpy Skin Disease virus
NAHDIC	National Animal Health Diagnostic and Investigation Center
OIE	World Organization for Animal Health
OR	Odds Ratio

PA	Peasant association
PPR	Petedes Petitis Ruminants
PCR	Polymerase Chain Reaction
REST	Relief Society of Tigray
RVF	Rift Valley Fever
SGPV	Sheep and Goat Pox Virus
SNNPRS	Southern Nations, Nationalities, and People's Region
UAE	United Arab Emirate
WFP	World Food Program
VNT	Virus Neutralization Test
IAGID	Agar gel immune diffusion

Resumo

A doença da pele nodular é uma das doenças virais dos bovinos que são transmitidas por insectos que picam. O vírus é serologicamente indistinguível dos vírus da varíola dos ovinos e caprinos e provoca lesões cutâneas nodulares no corpo do animal. A doença da pele nodular ocorre geralmente em África; no entanto, ocorreram surtos em partes do Médio Oriente. Nos bovinos, a doença caracteriza-se por febre, nódulos na pele, membranas mucosas e órgãos internos, emaciação, gânglios linfáticos aumentados, edema da pele e, por vezes, morte. Trata-se de uma doença economicamente importante que pode causar uma debilidade crónica, uma redução rápida do leite, uma redução da taxa de abate de bovinos, uma diminuição da força de tração e afecta as indústrias do couro em bovinos infectados, comparável à causada pela febre aftosa (FA). Foram registadas taxas de mortalidade de 40% ou mais, mas geralmente são mais baixas. As lesões cutâneas provocam danos graves e permanentes nas peles. É frequente ocorrerem lesões na boca, na faringe e no trato respiratório, resultando numa rápida deterioração do estado e, por vezes, emaciação grave, que pode persistir durante meses. Os principais factores de risco associados à ocorrência da doença foram a dimensão do efetivo, os pontos de pastagem e de abeberamento comuns, as estações húmidas do ano e a introdução de novos animais no efetivo. O surto de LSD é frequentemente registado em várias condições agro-climáticas da Etiópia, desde as zonas baixas até às zonas altas.

Palavras-chave: Doença da pele nodular, prevalência a nível dos efectivos, factores de risco, incidência cumulativa, estimativa financeira

CAPÍTULO 1. INTRODUÇÃO

O desenvolvimento agrícola desempenha um papel significativo na consecução de um dos principais objectivos da comunidade mundial em matéria de redução da pobreza. A produção pecuária é um segmento da agricultura que constitui um meio de melhorar o nível de vida dos agricultores pobres em crescimento exponencial em muitas regiões do mundo em desenvolvimento (Sere e Steinfeld, 1995; FAO, 2009). O objetivo da criação de gado em muitas destas nações em desenvolvimento tem uma atividade multifuncional que vai para além da segurança alimentar; fornece bens valiosos; serve de reserva de riqueza, de garantia para crédito e de amortecedor em tempo de crise. Na África Subsariana, continua a desempenhar um papel crucial na subsistência das comunidades rurais de baixo rendimento, salvando as suas vidas utilizando o gado como reserva de capital (http://tinyurl.com/IGADLivelihoods;ILCA, 2000).

Oito e cinco por cento das populações etíopes dependem fortemente da contribuição da agricultura, com especial ênfase na pecuária para actividades polivalentes (Tegegn, 1998). Os agricultores das zonas altas e baixas da nação utilizam o gado para fornecer força de tração, fonte de alimentação, fecho, transporte e rendimentos em dinheiro, estrume para a fertilidade do solo e energia (CSA, 2011). A Etiópia está entre as nações em desenvolvimento em África com a maior população de gado, com uma população estimada em 53,38 milhões de bovinos, 25,50 milhões de ovinos, 22,78 milhões de caprinos, 6,21 milhões de burros, 2,08 milhões de cavalos, 1,10 milhões de camelos, 0,39 milhões de mulas e 49,28 milhões de aves de capoeira (CSA, 2011).

Embora a produção de gado tenha um contributo multidimensional, existem vários factores que podem reduzir a sua produção e o seu desempenho e não proporcionar os melhores resultados nas zonas tropicais. As principais razões para tais constrangimentos são os problemas de saúde, as restrições alimentares e o potencial genético resultante de factores ambientais como a temperatura e a humidade elevadas, a estrutura topográfica de áreas declivosas expostas a inundações (ILCA, 2000; Asseged, 2000). Entre estes factores importantes, o sector pecuário é limitado pelas doenças amplamente distribuídas em diferentes espécies de animais. Estas doenças têm múltiplos impactos, afectando a produtividade dos animais, a importância da saúde pública e a perda de oportunidades comerciais no comércio internacional. Das 15 doenças de notificação obrigatória da Organização Mundial da Saúde Animal, 8 são endémicas no país, nomeadamente: febre aftosa, plueropneumonia bovina contagiosa, petedes petite ruminante, febre do vale do Rift, doença da pele nodular, varíola ovina, peste equina e doença de Newcastle (Asfaw, 2003). A prevalência de tais doenças no país impede a penetração no mercado mundial de gado.

A doença da pele nodular é, entre as doenças acima referidas, a doença viral emergente mais significativa do ponto de vista económico. É atualmente endémica na maioria dos países africanos e expandiu-se para a região do Médio Oriente (Tuppurinen e Oura, 2011). É uma doença com uma elevada morbilidade e uma baixa taxa de mortalidade. Afecta bovinos de todas as idades e raças e causa problemas económicos significativos em resultado da redução da produção de leite, da perda de carne de bovino e de animais de tração, do aborto, da infertilidade, da perda de condição e dos danos na pele (CFSPH, 2008). É uma doença infecciosa aguda e tornou-se uma ameaça importante para a indústria pecuária e leiteira (Kumar, 2011). A doença caracteriza-se por febre, nódulos na pele, membranas mucosas e órgãos internos, emaciação, gânglios linfáticos aumentados, edema da pele e, por vezes, morte.

A doença da pele nodular é causada pelo vírus classificado como capripoxvírus da família poxviridae. A doença é causada por várias estirpes de capripoxvírus, que são antigénica e serologicamente indistinguíveis das estirpes que causam a varíola ovina e caprina, mas distintas a nível genético. A doença tem uma distribuição geográfica parcialmente diferente da varíola ovina e caprina, o que sugere que as estirpes bovinas do capripoxvírus não infectam nem se transmitem entre ovinos e caprinos (OIE, 2010). A doença ocorre em diferentes zonas ecológicas e climáticas e estende os seus limites a diferentes áreas (Davies, 1991).

O vírus da doença da pele nodular, em combinação com os vírus da varíola ovina e caprina, afecta gravemente os ruminantes. Consequentemente, exerceu uma grande pressão económica sobre a subsistência dos agricultores pobres, em especial dos pastores, cuja economia central assenta na produção de gado e no sistema agrícola misto (Buller et al., 2005). É uma doença transfronteiriça, que provoca a proibição internacional do comércio de gado e dos seus produtos (www.merckbooks.com). A LSD foi disseminada na África Oriental em 1957, no Quénia, e a doença expandiu-se amplamente para o resto da região nos anos seguintes (Davies, 1991).

A quantificação da prevalência e da incidência da DCL foi importante para estimar a magnitude dos danos económicos, a carga de trabalho, os custos e as instalações necessárias para controlar as doenças (Pfeiffer, 2002). As avaliações dos factores de risco associados à doença também são importantes para a mitigação da ocorrência do surto. Como resultado, a incidência de doenças pode ser reduzida e a utilização óptima dos animais seria elevada (Getachew et al., 2011). As perdas financeiras associadas à ocorrência da doença podem exercer um elevado encargo económico para os agregados familiares e para o nível nacional. Essas perdas devem ser quantificadas para tomar decisões e aplicar programas de controlo, dependendo da viabilidade dos programas de controlo (Morris, 1999).

A determinação da seroprevalência da DCL tem um limite de tempo para a presença de anticorpos detectáveis no soro durante mais de sete meses após a infeção. Os testes serológicos, como a neutralização do vírus, são menos sensíveis e demorados para detetar os títulos de anticorpos de baixo nível após a infeção dos animais (Vorster, 2008; OIE, 2010). A utilização de questionários retrospectivos é uma opção adequada, barata e menos demorada para determinar a prevalência da doença com base nas caraterísticas clínicas da doença observadas pelos proprietários dos efectivos. Isto também é importante em áreas onde a infraestrutura não foi totalmente facilitada para chegar em tempos de surtos, particularmente nos países em desenvolvimento. Ajuda a fornecer informações adequadas para determinar a prevalência do efetivo, os factores de risco epidemiológicos e as estimativas do impacto financeiro da doença e é uma ferramenta comum para recolher dados em estudos observacionais (Pfeiffer, 2002; Stevenson, 2005).

Na Etiópia, foram efectuados trabalhos muito limitados sobre esta doença. Até agora, foram relatados poucos trabalhos sobre avaliações de factores de risco, aspectos epidemiológicos, seroprevalência e impactos financeiros em áreas selecionadas do país (Getachew *et al.,* 2010, 2011). Recentemente, um relatório sobre a seroprevalência da doença utilizando a neutralização do vírus e o teste de anticorpos fluorescentes indirectos indicou que a doença está amplamente distribuída pelo país e aumenta os seus impactos (Getachew *et al.,* 2012).

A doença foi notificada com frequência, embora a informação disponível sobre a prevalência da doença e os seus impactos financeiros na parte nordeste da Etiópia seja escassa. Por conseguinte, os resultados do presente estudo forneceriam informações de base sobre a prevalência e os factores de risco associados, bem como sobre os impactos financeiros devidos à perda da doença.

Por conseguinte, o objetivo geral deste estudo era recolher informações de base sobre o aspeto epidemiológico das doenças e os seus impactos financeiros. Os objectivos específicos deste estudo foram os seguintes

> Determinar a prevalência aparente a nível dos efectivos nas zonas de estudo

> Avaliar os factores de risco associados à ocorrência da doença

> Avaliar o impacto financeiro da doença a nível do agregado familiar

> Estimar os benefícios financeiros do controlo da doença a nível do agregado familiar

CAPÍTULO 2. REVISÃO DA LITERATURA

2.1.Definição

A doença da pele nodular é uma doença infecciosa, eruptiva e ocasionalmente fatal dos bovinos. Trata-se de uma doença viral aguda a crónica caracterizada por nódulos cutâneos na pele e noutras partes do corpo. A doença pode ser exacerbada por uma complicação bacteriana secundária (The Merck Veterinary Manual, 2011). É causada pelo vírus do género capripox, semelhante ao que causa a varíola ovina e a varíola caprina, e é transmitida principalmente por vectores artrópodes que picam. A doença encontra-se nas regiões meridional e oriental de África, mas, recentemente, espalhou-se pela maior parte do continente e tem potencial para se estender e atravessar diferentes fronteiras ecológicas e causar graves perdas económicas (AUSVETPLAN, 2009; OIE, 2010).

2.2.Perspectivas históricas

Pela primeira vez, em 1929, ocorreu na Zâmbia uma doença de pele com novos sintomas clínicos. Nessa altura, considerou-se que era causada por envenenamento por plantas ou por uma resposta alérgica à picada de um inseto (Weise, 1968; Bagla, 2005). Passados catorze anos, em outubro de 1943, ocorreu outro surto da doença no Botsuana, que foi designado provisoriamente como "doença do gado de Ngamiland", uma vez que o caso ocorreu pela primeira vez em Ngamiland. Passados dois anos, em 1945, a doença propagou-se ao Zimbabué e à África do Sul, onde a doença foi designada por doença da pele grumosa e foi determinada a demonstração da transmissão do agente infecioso pela inoculação do gado com a suspensão dos nódulos cutâneos (Davies, 1991).

A doença foi diagnosticada no Quénia em 1957; no Sudão em 1971; no Chade e no Níger em 1973; na Nigéria em 1974 e na Somália em 1983 (Tuppuraninen, 2005). Em 1988, o primeiro surto ocorreu no Egito, em Ismailia, e apesar de terem sido tomadas medidas de controlo e erradicação, a doença continua a ser endémica nestas áreas (Ali *et al,* 1990). Também foi observada clinicamente em Israel em manadas de explorações leiteiras em 1989, o que foi sugerido como tendo sido disseminada a partir dos surtos egípcios pelos insectos vectores transportados pelo vento (Yeruham *et al.,* 1995). A doença foi considerada principalmente como uma doença endémica de África, do Médio Oriente e de outras áreas. De acordo com a informação anual sobre doenças divulgada pelo OIE sobre a situação da saúde animal a nível mundial, foram notificados casos de surtos no Barém em 1993/94,2002, no Irão em 1996,2001 e outros casos semelhantes foram notificados nos Emirados Árabes Unidos, no Kuwait e em Omã (OIE, 2010).

2.3. Taxonomia e caraterísticas do agente

O vírus da varíola é um dos maiores e mais complexos vírus de ADN, composto por várias espécies de vírus com importância veterinária e médica. O vírus é suficientemente grande para ser visto ao microscópio de luz, com um tamanho de virião de 220-235x115-260nm. Podem infetar uma vasta gama de hospedeiros e afectam principalmente os animais (Murphy *et al.*, 1999). Os poxvírus são constituídos por duas subfamílias: Chordopoxvirinae e Entomopoxvirinae; a primeira é constituída pelos vírus dos vertebrados, incluindo todos os vírus da varíola que infectam os animais, e a segunda pelos vírus da varíola dos insectos. Chordopoxvirinae é constituída por oito géneros e estes têm uma morfologia semelhante, com exceção do parapoxvírus, que não é envelopado. Os géneros dos vírus da varíola e a doença que causam são descritos abaixo (Carn, 1993; Carter *et al.*, 2005).

Quadro 1. Subdivisão dos Poxviridae ao nível do género

Géneros	Doença produzida	Espécies afectadas
Vírus Orthopox	Vaccinia ,Variola ,Cowpox ,Feline ,Horsepox ,Camelpox ,Buffalopox ,Monkeypox	Bovino, Felino, Equino, Camelo, Bufão, Macaco
Vírus da Parapoxe	Estomatite popular bovina, Pseudo-varíola bovina	Bovino
Vírus Capripox	Varíola ovina, vírus da varíola caprina e doença da pele nodular	Ovinos, caprinos e bovinos
Vírus da varíola	Varíola das galinhas, varíola dos canários, varíola de Junco	Aves de capoeira
Vírus Leporipox	Fibroma de lebre, Myoxomatosis e vírus do fibroma de coelho	Coelho, Lebre
Vírus da varíola dos moluscos	Vírus Molluscicum contagiosum	Doença comum das crianças
Suipoxvírus	Vírus da varíola suína	Suínos
Vírus da varíola Yata	Vírus da varíola de Yaba e tana	Macaco

Fonte: Compilado a partir do Comité Internacional para a Taxonomia dos Vírus (2002).

O genoma do vírus da varíola é de cadeia dupla, monopartido e codifica mais de 100 genes. Os viriões são partículas grandes, ovais ou em forma de tijolo. Existem mais de 100 polipéptidos, que estão dispostos num núcleo com dois corpos laterais, uma membrana e um envelope que envolve o virião (Traktman, 1996). O local de replicação do vírus, ao contrário dos outros vírus, situa-se no citoplasma. É um vírus estável em pH de 6,6 a 8,6, sensível ao éter e facilmente inactivado por dodecilsulfato de sódio, formalina e clorofórmio (Murphy *et al.*, 1999). De acordo com Carter *et al.* (2005), muitos dos poxvirídeos resistem a 50% de glicerol e o vírus purificado resiste a 1000C de calor seco e as crostas dessecadas retêm a infecciosidade durante um ano à temperatura ambiente.

O Capripoxvirus é um dos oito géneros da subfamília chordopoxvirinae da família Poxviridae. As partículas maduras do vírus são mais pequenas e alongadas do que as dos outros vírus da varíola. São extremamente estáveis e sobrevivem em sarna seca e pastagens. Provoca uma doença infecciosa febril, ocasionalmente fatal, caracterizada por hiperplasia epitelial e formação de nódulos na pele. Ocorre nos países subsarianos e no Médio Oriente e inclui os vírus da varíola ovina, da varíola caprina e da doença da pele irregular (Murphy *et al.*, 1999; Carter *et al.*, 2005; Babiuk *et al.*, 2008).

O género capripoxvirus difere do orthopoxvirus por ter uma gama restrita de hospedeiros vertebrados, infetar apenas algumas espécies de ruminantes e ter tropismo por determinados tipos de células (McFadden, 2005) e, entre as espécies de ruminantes susceptíveis de infeção, contam-se os ovinos, os caprinos e os bovinos (Ali *et al.*, 1990). As infecções pelo poxvírus Capri são geralmente específicas do hospedeiro e têm distribuições geográficas específicas. Não é possível identificar as espécies dos vírus através de testes serológicos e antigénicos. São capazes de induzir uma proteção cruzada heteróloga e, em alguns casos, a infeção cruzada experimental também é possível.

A gravidade clínica da infeção pelo capripoxvírus depende da estirpe do vírus e da sua dose, bem como da suscetibilidade do hospedeiro. A análise de fragmentos de restrição e os dados limitados sobre a sequência de ADN apoiam uma relação estreita entre os capripoxvírus. A base molecular destes vírus, a restrição da gama de hospedeiros e a virulência continuam por elucidar (Kitching *et al.*, 1989). De acordo com o OIE (2010), o vírus da doença da pele nodular tem uma distribuição geográfica parcialmente adaptada do vírus da varíola ovina e caprina, na qual o vírus da varíola nodular não pode causar casos clínicos em ovinos e caprinos.

2.4. Epidemiologia

A doença da pele nodular é uma doença importante, economicamente devastadora e de notificação obrigatória, que provoca perdas de produção nos bovinos devido a mal-estar generalizado e debilidade crónica (Tuppurainen e Oura, 2011). Uma boa compreensão dos aspectos epidemiológicos da doença, tais como os factores determinantes relacionados com os agentes, o hospedeiro e o ambiente, com particular ênfase nas avaliações da exposição do hospedeiro ao ambiente e a associação com a ocorrência da doença, pode ajudar na prevenção da doença (Dohoo *et al*, 2003). Observou-se que a frequência da morbilidade e mortalidade da doença, a sua distribuição geográfica e o modo de transmissão em grandes manadas de gado causam graves perdas económicas (Salib e Osman, 2006; Tuppurainen e Oura, 2011).

2.4.1. Factores de risco

Factores de risco dos agentes patogénicos

O LSDV é uma das espécies de capripoxvírus que afectam bovinos de diferentes raças e este vírus é resistente a diferentes agentes químicos e físicos (Murphy *et al.*, 1999). O vírus pode persistir durante cerca de 33 dias em peles necróticas e permanecer viável durante pelo menos 18 dias em lesões de peles secas ao ar à temperatura ambiente. Pode sobreviver num ambiente húmido, que pode protegê-lo dos raios solares (Weiss, 1968). O vírus é muito resistente no ambiente e pode permanecer viável durante longos períodos dentro ou fora do hospedeiro animal. Podem persistir até seis meses num ambiente adequado, como os compartimentos para animais à sombra. Os vírus Capripox têm envelopes contendo lípidos e são susceptíveis a uma série de desinfectantes que contêm detergentes. São susceptíveis à luz solar, mas sobrevivem bem a temperaturas frias (Davies, 1981). Os vírus são inactivados por aquecimento durante 1 hora a 55°C.

O vírus está presente nas secreções nasais, lacrimais e faríngeas, no sémen, no leite e no sangue, podendo permanecer na saliva até 11 dias e no sémen até 22 dias (Barnard *et al.*, 1994). Pode também persistir até 33 dias no tecido necrótico que permanece no local de uma lesão cutânea. O material proveniente de lesões cutâneas também contém vírus infecioso quando é libertado (Barnard *et al.*, 1994; Annandale, 2006). Não há provas de que o vírus persista na carne de animais infectados, mas pode ser isolado do leite nas fases iniciais da febre (Davies, 1991). O vírus pode persistir durante meses em lesões nas peles dos bovinos. O vírus da LSD pode persistir durante 6 meses em fómites, incluindo vestuário e equipamento, mas não há provas de que o vírus possa sobreviver mais de quatro dias nos insectos vectores.

A estirpe protótipo do LSDV é o vírus Nettling, tal como referido por Alexander (1957). Esta é uma das estirpes que mais afecta o gado. O vírus não pode ser distinguido por neutralização de rotina ou testes moleculares convencionais das outras espécies de capripoxvírus. (Mathews, 1982). O vírus LSD é essencialmente idêntico entre si e com uma estirpe queniana (O 240/KSGP) do vírus da varíola ovina e caprina (SGPV). O grupo queniano de estirpes de SGPV apresentou diferenças quando comparado com as estirpes da Índia, do Iraque e da Nigéria. A variação das estirpes e a persistência do vírus para sobreviver no ambiente é um dos factores de risco patogénico do LSDV (http://www.vet.uga.edu/vpp/gray_book/Handheld/lsd.htm ; Kitching, 1989).

Suscetibilidade do hospedeiro

A doença da pele grumosa é uma doença dos bovinos que causa várias perturbações. Embora todas as raças e grupos etários sejam susceptíveis, as raças Bos *taurus* são particularmente mais susceptíveis à doença clínica do que os bovinos zebuínos. Entre os *Bos taurus,* as raças de pele fina da Ilha do Canal desenvolvem uma doença mais grave (OIE, 2010). As vacas em lactação parecem ser gravemente afectadas e resultam numa queda acentuada da produção de leite devido à febre alta causada pela própria infeção viral e à mastite bacteriana secundária (Tuppurainen e Oura, 2011). Os animais jovens são gravemente afectados e os sintomas clínicos aparecem rapidamente. Para além destes animais, foram notificados poucos casos cm búfalos dc água asiáticos *(Bubalus bubalis).* Foram notificados casos clínicos ou anticorpos noutras espécies, como o órix, mas podem ter sido causados por poxvírus estreitamente relacionados (CFSPH, 2008). Geralmente, a gravidade clínica da doença depende da suscetibilidade e do estado imunológico da população hospedeira.

Factores ambientais

Os determinantes ambientais desempenham um papel importante na epidemiologia da doença cutânea nodular. Têm um impacto importante sobre o agente, o hospedeiro e os vectores, bem como sobre a interação entre eles. Estes factores predisponentes têm um papel importante na manutenção do vetor artrópode e na transmissão do vírus a animais susceptíveis (Thomas, 2002). Estes são factores de risco do efetivo que têm influência no surto da doença. Os animais partilham os mesmos pontos de pastagem e de abeberamento e o movimento irrestrito de animais através de diferentes fronteiras, após as chuvas, foram alguns dos factores. A distribuição da doença em várias condições agro-climáticas, a introdução de novos animais no rebanho e a presença de corpos de água são alguns dos outros factores de risco que facilitam a propagação de surtos em várias localidades (Getachew *et al.,* 2011; Tuppurainen e Oura, 2011). Os vectores que desempenham um papel importante na transmissão do vírus são mantidos neste ambiente associado à chegada da estação das chuvas seguida do outono (Ali *et al,* 2006).

2.4.2. Distribuição geográfica

As distribuições geográficas do LSDV, do GPV e do SPV são nitidamente diferentes e tanto o SPV como o GPV variaram geograficamente e restringiram-se a África e à Ásia nos últimos cinquenta anos, estendendo-se de África até ao norte do equador (Kitching, 1989). A LSD teve origem nos países da África Subsaariana em 1929 e espalhou-se para norte e sul durante os últimos setenta anos. A cobertura geográfica da LSD alargou a sua área de distribuição a todos os países da África subsariana, bem como a Madagáscar, e é endémica em todos os países africanos, ocorrendo em várias zonas ecológicas, desde as zonas temperadas até às zonas secas, semi-áridas e áridas (Davies, 1991; Kitching e Carn, 2000).

2.4.3. Transmissão

Embora não houvesse um método claramente definido de transmissão da doença da pele com grumos, provas circunstanciais sugeriam que a doença poderia ser transmitida por insectos que picam (Weise, 1968). Mais tarde, o vírus foi isolado dos artrópodes vectores e o papel dos vectores na transmissão do vírus foi confirmado experimentalmente. De acordo com Carn e Kitching (1994), a doença da pele nodular é endémica na maioria dos países subsarianos e a infeção natural do gado pelo vírus pode ser provocada por diferentes vias de infeção.

As evidências epidemiológicas sugerem que os surtos das doenças estavam altamente associados à prevalência de uma elevada população de insectos vectores e à chegada da estação das chuvas. Como

Magori-cohen (2012) referiu, os insectos que picam desempenham o papel principal na transmissão do LSDV. As epidemias de LSD estão associadas a estações chuvosas, bacias hidrográficas e lagoas durante as quais o gado pasta e zonas húmidas propícias à multiplicação de insectos. Estes insectos que picam transmitem o vírus mecanicamente durante as suas refeições de sangue Chihota *et al.* (2001)

Atualmente, é amplamente aceite que o LSDV é transmitido principalmente por vectores artrópodes. Esta transmissão por vectores é aparentemente mecânica e não biológica. Esta distinção é importante porque os organismos infecciosos não sobrevivem geralmente nos vectores durante longos períodos para se multiplicarem ou invernarem nestes insectos. O estudo de Chihota *et al.* (2001) indicou que o vírus pode sobreviver 2 a 6 dias após a alimentação do gado infetado e é transferido para o gado suscetível pela fêmea do mosquito *Aedes egypti* durante a infeção experimental. O vírus pode sobreviver apenas durante uma média de quatro dias, o que não permite a recorrência da doença na estação seguinte. Pensou-se que os vectores infectados podem transmitir a doença a uma distância de alguns quilómetros dos focos de infeção, tal como se verificou no surto de 1989 em Israel, na sequência do movimento aéreo de insectos vectores infectados provenientes do Egito (Yeruham *et al.*, 1995).

Os mosquitos e outras moscas, como os tabanídeos, os culicóides, os mosquitos mordedores e as espécies de *Glossina*, como a mosca tsé-tsé, contam-se entre os outros artrópodes vectores que desempenham um papel importante na transmissão do vírus. A participação destas moscas na propagação do LSDV foi confirmada pelo isolamento do vírus a partir de moscas do estábulo que se alimentam de gado infetado, o que indica que estas moscas são vectores eficientes de vírus da capripoxia (Bruce *et al.*, 2000). As moscas, incluindo a mosca doméstica, a mosca dos arbustos e as moscas varejeiras, estão também muito frequentemente associadas a bovinos infectados, podendo aspirar secreções lacrimais, nasais ou outras secreções infectadas e transferir o vírus para outro animal suscetível. Os vermes, os predadores e as aves selvagens podem também atuar como portadores mecânicos do vírus (Kitching e Mellor, 1986; AUSVETPLAN, 2009).

Os surtos da doença da pele grumosa estão altamente associados ao pico sazonal de vectores mecânicos em condições de tempo húmido e quente na Etiópia (Getachew *et al.*, 2010). Recentemente, Tuppurinen *et al.* (2010) mostraram as provas moleculares da potencial transmissão viral por carraças duras. O vírus pode ser transmitido por via transestadial e transovariana em *Boophilus.decoloratus* e por transmissão mecânica por *Repicephalus appendiculatus* e *Ambyloma hebraeum.*

A transmissão da LSD também é possível através da partilha dos mesmos comedouros e bebedouros, que podem estar contaminados pelos vírus presentes na saliva dos animais infectados ou pela ingestão de alimentos já contaminados ou por agentes iatrogénicos (Haig, 1957) e os vitelos em aleitamento podem ser infectados através do leite infetado (Thomas, 2002). A transmissão por contacto na ausência dos vectores artrópodes não foi eficaz (Carn e Kitching, 1995). Um estudo realizado na Etiópia também demonstrou que os pontos de pastagem e de abeberamento comunitários estavam associados à ocorrência de LSD (Getachew *et al.*, 2010); a introdução de novos animais numa manada estava fortemente associada a um risco acrescido de doença na manada.

Osuagwuh (2006) detectou a excreção do LSDV no sémen utilizando a PCR dos touros experimentalmente desafiados. Existem grandes riscos de que o sémen ou a circulação de sémen proveniente de países onde a doença é endémica possam transmitir a doença (Irons *et al.*, 2005), mas não existiam procedimentos normalizados para detetar a presença do LSDV no sémen. Não havia informações disponíveis sobre a transmissão do vírus da LSD através do sémen ou dos embriões. O vírus é excretado no sémen durante até 22 dias em touros clinicamente afectados e cerca de 12 dias em touros sub clinicamente afectados (Weiss, 1968). Também se supunha que o vírus também era secretado nas secreções vaginais. A natureza extremamente resistente do vírus ao ambiente tornaria, portanto, muito provável a transmissão venérea (Committee on Managing Global Genetic Resources, 1993). Devido à insuficiência de informações, a Sociedade Internacional de Transferência de Embriões não classificou o vírus LSD quanto à probabilidade da sua transmissão através de embriões.

Experimentalmente, a inoculação do vírus pode provocar uma infeção generalizada após a inoculação parental, mas observou-se que provoca lesões locais ligeiras através de inoculações intra-dérmicas. De um modo geral, a transmissão do vírus por contacto é ineficaz e os dados de campo indicam que a doença não é contagiosa, tal como referido por Tuppurainen em (2005). A título experimental, a transmissão ocorreu entre bovinos em compartimentos adjacentes à prova de insectos que partilham o mesmo bebedouro. As secreções nasais e laríngeas, o sémen e o sangue podem potencialmente desempenhar algum papel na transmissão do vírus, mas praticamente em todos os surtos o vírus parece ser propagado continuamente dos bovinos infectados para os artrópodes e depois para os bovinos que formam o ciclo.

O vírus pode ser transmitido pelos produtos animais, como o leite, por fómites como o equipamento e o vestuário, bem como pelo pessoal. Embora se pense que a maior parte das infecções resulta da transmissão por insectos, as observações no terreno demonstraram que a propagação do vírus de exploração para exploração e de distrito para distrito pode dever-se à ausência de restrição total de todos os movimentos dos animais (Tuppurainen, 2005; AUSVETPLAN, 2009). Os principais factores que poderiam influenciar a transmissão da doença eram a prevalência de insectos vectores, que afectam a taxa de transmissão do vírus e que reduziriam drasticamente a transmissão da DCL após o tempo frio e as geadas, que estão associados a populações reduzidas de insectos vectores.

A circulação de animais infectados e o transporte rodoviário e ferroviário podem desempenhar um papel importante na propagação rápida da doença em áreas maiores (Kitching e Mellor, 1986). Tal como indicado no plano de emergência veterinário australiano para a doença dos nódulos cutâneos (2009), o risco de introdução do vírus da doença num país ou em novas áreas pode resultar da circulação destes animais infectados ou de instalações infectadas. A presença de reservatórios de vida selvagem tem o potencial de propagação do vírus. Embora o vírus tenha uma gama estreita de hospedeiros, há pouca informação disponível sobre a infeção natural do vírus nos búfalos selvagens, mas, segundo Ali *et al.* (1990), havia cinco búfalos de água durante o surto de 1988 no Egito.

Mais tarde, no segundo surto, em 2006, o vírus foi detectado por PCR nas amostras de tecido e no leite, confirmando a sua suscetibilidade ao vírus. Provas circunstanciais indicaram que o vírus pode também ser observado a infetar a fêmea de órix da Arábia e que a doença foi clinicamente observada em girafas e impalas inoculadas experimentalmente (Young *et al.*, 1970; Greth *et al.*, 1992). O capripoxvírus foi detectado por microscopia eletrónica a partir dos nódulos cutâneos do órix e foram detectados níveis elevados de anticorpos contra o capripoxvírus em amostras de soro emparelhadas, testadas com um teste de neutralização.

2.4. Impacto económico

Os vírus da varíola de Capri estão a tornar-se uma ameaça emergente a nível mundial para os ovinos, caprinos e bovinos (Babiuk *et al.*, 2008). A doença da pele grumosa é uma das doenças economicamente significativas em África e nos países do Médio Oriente que causa graves perdas de produção no gado. A Organização Mundial de Saúde Animal (OIE) classifica a doença como doença de notificação obrigatória devido às suas graves perdas económicas. A importância económica da doença deve-se principalmente ao facto de ter uma elevada taxa de morbilidade em vez de mortalidade (Tuppurainen e Oura, 2011). A implicação financeira destas perdas é muito significativa para os proprietários dos rebanhos, os consumidores e os sectores industriais que podem transformar os produtos animais e os subprodutos.

Na criação intensiva de bovinos, as perdas de produção diretas e indirectas causadas pela DCL foram estimadas em 45-60% (Tuppurainen e Oura, 2011). Verificou-se que a gravidade da doença era muito maior nos países em desenvolvimento, onde se encontravam os pequenos agricultores mais pobres. Relatórios da Etiópia indicaram que a perda financeira estimada com base no leite, na carne de bovino, na força de tração, na mortalidade, no tratamento e nos custos de vacinação em cabeças individuais de zebuínos locais foi de 6,43 USD e para o Holstein Friesian de 58 USD (Getachew *et al.*, 2010).

A doença afecta principalmente os bovinos com efeitos subsequentes na produção através da morbilidade e da redução da produtividade (CFSPH, 2008). As principais consequências da doença são o atraso no melhoramento genético, a limitação da capacidade de trabalho do animal, a perda de força de tração e de tração, o aborto em vacas prenhes, a redução acentuada da produção de leite durante o período ativo da doença, a esterilidade e a infertilidade em ambos os sexos do gado, os danos permanentes na pele e a debilidade crónica no gado de carne (Tuppurainen, 2005; OIE, 2010). O controlo da doença, com especial ênfase nas áreas endémicas, é uma forma importante de reduzir as perdas e aumentar os rendimentos dos proprietários de gado.

Os custos de controlo associados à doença podem depender do tipo de programa a levar a cabo. Israel e o Egito tentaram erradicar a doença através do abate e da vacinação em massa. A compensação pelo abate obrigatório de animais infectados e de contacto perigosos imporia algumas dificuldades, devido à perda de potenciais genéticos valiosos e à falta de financiamento para a compensação. Impedir o repovoamento até ao fim de um período prescrito possivelmente longo agravaria os graves problemas de tesouraria nas instalações infectadas e nas instalações de contacto perigosas (Thomas, 2002).

As restrições de movimento dentro da área restrita e o controlo da área causariam a perda de oportunidades de mercado e as perdas financeiras associadas às propriedades não afectadas na área e às indústrias de apoio, como o transporte de gado (Tuppuraine, 2005). Por conseguinte, a doença deve constituir os principais focos de atividade para o seu controlo e a implicação económica da doença deve ser estabelecida e o retorno do investimento para o seu controlo. O impacto da doença ultrapassa uma única exploração agrícola, ao contrário de algumas doenças parasitárias. Os surtos da doença num rebanho impõem riscos aos vizinhos no sistema de produção, onde o controlo dos movimentos do gado é deficiente. Este impacto económico significativo da doença deve-se principalmente à morbilidade e, em menor grau, à mortalidade.

A morbilidade é a proporção de animais afectados numa dada população, que inclui tanto a prevalência como a incidência da doença. Ambas medem o risco que os animais susceptíveis de uma população têm de contrair a doença (Dohoo *et al.*, 2003). A taxa de morbilidade da DCL varia muito entre os efectivos e as diferentes condições climáticas. A prevalência é definida como o número de infecções, tanto de casos antigos como de casos novos, numa dada população de bovinos num determinado momento, mas a incidência é o número de casos novos que ocorrem numa população conhecida durante um período de tempo específico e ambos exprimem os bovinos infectados em relação à população em risco.

As taxas de morbilidade e mortalidade da DCL variam muito em diferentes áreas endémicas, dependendo da gravidade da estirpe, da prevalência de insectos vectores e da suscetibilidade do hospedeiro (Getachew *et al.*, 2010). É de esperar que um surto num país anteriormente indemne resulte numa taxa de morbilidade elevada. Se a DCL se tornasse endémica, verificar-se-iam perdas económicas contínuas e uma fraca produtividade devido a perdas de efectivos, à redução da produção nas indústrias pecuárias e ao custo da vacinação preventiva. Seria também de esperar a perda permanente de alguns mercados, com a consequente recessão da economia rural e o aumento do desemprego rural (Tuppurainen e Oura, 2011).

Globalmente, a DCL é considerada uma doença de elevada pressão económica devido à sua capacidade de comprometer a segurança alimentar através da perda de proteínas, da força de tração, da redução do rendimento da produção animal, do aumento dos custos de produção devido ao aumento dos custos de controlo da doença, da perturbação do comércio de animais e dos seus produtos, em resultado da redução da produção de leite, da perda de peso, do aborto, da infertilidade nas vacas, da mastite e da infertilidade nas vacas em lactação, da infertilidade nos touros (Weiss, 1968; Kumar, 2009).

Os danos permanentes na pele e no couro afectam grandemente a indústria do couro. Provoca a proibição do comércio internacional de gado e causa perdas económicas prolongadas, uma vez que se tornou endémica e provocou graves perdas de gado. O custo das vacinações preventivas, da erradicação e das restrições de movimento dentro da área restrita e da área de controlo causaria a perda de oportunidades de mercado e as perdas financeiras associadas às propriedades não afectadas na área e às indústrias de apoio, como o transporte de gado (AUSVETPLAN, 2009; Getachew *et al.,* 2010).

2.6.1. Impacto do LSD na condição etíope

Cerca de 85% da população etíope tem a agricultura como atividade principal e 90% destas comunidades rurais utilizam animais para diferentes fins. Cerca de 80% dos agricultores etíopes utilizam animais para fins de tração e, entre estes, a força de tração representa cerca de 60% do valor dos produtos derivados do gado, devido ao seu papel substancial na produção de alimentos. Um dos principais objectivos da criação de gado nas zonas de montanha é a força de tração, embora o leite e outros produtos obtidos constituam um suplemento valioso para o agregado familiar (Azage, 1998).

Nestas zonas, 51% dos animais são animais de tração no sistema tradicional de agricultura mista. Estima-se que esses animais de tração trabalhem, em média, dois meses ou sessenta dias úteis por ano no caso da Etiópia, em comparação com 10 meses na Índia, com base na duração da época de cultivo e nos feriados religiosos (http://tinyurl.com/IGADLivelihoods). De acordo com a CSA (2011), entre os 53,4 milhões de bovinos da Etiópia, cerca de 80% da população bovina encontra-se em zonas de terras altas, que representam mais de 40% do território do país. A restante população bovina, 20%, está localizada em zonas de planície, caracterizadas por uma baixa precipitação e que cobrem 60% da superfície terrestre.

A maioria dos agricultores (78%) utiliza sistemas tradicionais de produção vegetal e animal mistos e os restantes dedicam-se exclusivamente à produção vegetal ou à produção animal (http://tinyurl.com/PastoralTrade). Para além da importância direta e indireta para os agricultores, a pecuária contribui muito para a economia da Etiópia como fonte de divisas provenientes da exportação de animais vivos, da carne embalada de bovino e do fornecimento de pele e couro. Em geral, o sector da pecuária representa cerca de 45% da produção agrícola (http://tinyurl.com/IGADLivelihoods).

Nas zonas de planície da Etiópia, a maior parte da sociedade é composta por pastores e, em menor grau, por agro-pastores que dependem sobretudo do gado e dos seus produtos, especialmente da produção de leite. A produção de leite dos zebuínos locais da Etiópia variava de zona para zona, o que pode dever-se ao potencial genético e à disponibilidade de recursos alimentares, mas a produção líquida média de leite estabelecida pela CSA (2011) era de 1,857 litros por dia. No caso dos distritos selecionados da região de Afar, a produção média de leite foi de 2,823 litros por dia, mas no caso de Tigray do Sul a produção média foi de 1,194, em ambas as regiões, para uma lactação média de seis meses. Com estes laços estreitos entre o gado e as pessoas, existem vários constrangimentos que travam o potencial de produção do gado. As doenças são um dos principais factores que prejudicam o potencial de produção. O presente estudo incide sobre uma das doenças, a LSD, que tem um grande impacto na produção de leite, de carne de bovino e de produtos de tração, na infertilidade, no aborto, nos danos no couro e na pele e noutras consequências socioeconómicas.

2.6.2. Princípios da análise orçamental parcial

No sistema moderno de produção animal, devido ao papel influente da gestão e ao processo de progressão de diferentes doenças, a economia da saúde animal desempenha um papel central na tomada de decisões corretas, tendo em conta todas estas oportunidades e limitações. A análise orçamental parcial é uma das ferramentas de análise econométrica que ajuda no processo de tomada de decisões para a execução de projectos (Putt *et al.*, 1988). Avalia o antes e o depois da execução dos projectos nas explorações agrícolas e a análise a nível nacional para a tomada de decisões pelos decisores políticos em matéria de saúde animal, considerando os benefícios obtidos com o controlo da doença e os custos associados às técnicas de controlo. É calculado numa base anual utilizando orçamentos para orientar decisões a curto prazo ou projectos a longo prazo utilizando a análise custo-benefício. A DCL é uma das doenças dos bovinos que exerce uma pressão ou um encargo económico elevado sobre os proprietários dos rebanhos e, no seu conjunto, a nível nacional (Marsh, 1999; FAO, 2011).

No presente estudo, os princípios ajudam a avaliar financeiramente os benefícios obtidos com o controlo da DCL nas explorações camponesas privadas sedentárias e não sedentárias do sistema tradicional de produção animal mista e dos sistemas pastoris e agro-pastoris, bem como os custos incorridos com o controlo da doença. O método avalia a variação dos custos e benefícios resultantes de pequenas alterações, como a utilização de novas tecnologias nas explorações pecuárias. Compara as alterações marginais dos custos e benefícios que resultam da realização do projeto (Getachew *et al.*, 2011; FAO, 2011).

A doença afeta diferentes setores da produção e vários segmentos da sociedade envolvidos nessas produções, como os produtores, os consumidores, as agroindústrias associadas, o governo e a sociedade como um todo. A partir disso, se os benefícios superam os custos, então a mudança será vantajosa para o sistema e, para adotar a tecnologia, é preciso determinar a taxa marginal de retorno obtida com a mudança. A TRM mede o aumento do benefício líquido dividido pelo custo total que varia apenas com a implementação da vacinação planeada. Por outras palavras, para que o projeto seja aceite, o rácio custo-benefício deve ser superior a um e esta é uma técnica útil para a classificação de diferentes projectos de diferentes dimensões (Abbot & Makeham, 1979; Morris, 1999).

2.5. Patologénese

A infeção pelo LSD pode ser adquirida através de infeção natural ou experimental e a transmissão experimental por via intravenosa foi a forma mais eficaz. A doença desenvolvida pelo LSDV infecioso é sistémica e acompanhada de reação febril (Vorster, 2008). O mecanismo pelo qual se observou que o LSDV causava lesões cutâneas deveu-se à replicação do vírus em células específicas, como os pericitos e as células endoteliais das paredes dos vasos linfáticos e sanguíneos. O LSD é uma doença generalizada e epeliotrófica e causa uma reação localizada e sistémica. Isto resulta em vasculite e linfadenite e, nalguns casos graves, foram observados trombose e outros sintomas (Radostitis *et al*, 2006; Merck Veterinary manual, 2011).

Os nódulos da doença cutânea nodular podem ser encontrados nos tecidos subcutâneos, na fáscia muscular e na musculatura, que são cinzento-rosados com núcleos necróticos caseosos. As lesões macroscópicas da DCL estavam de acordo com a descrição de Haig (1957) e Barnard (1994), que são congestionadas, hemorrágicas, edematosas e necróticas e envolvem todas as camadas da pele, a epiderme, a derme, o subcutâneo e a musculatura subjacente. Podem aparecer lesões necróticas circunscritas no focinho, na membrana mucosa da boca, no trato respiratório, na traqueia, na vulva e no prepúcio, que podem ulcerar. As secções histopatológicas das lesões cutâneas iniciais da epiderme mostram células epitelóides, linfócitos, macrófagos, plasmócitos e proliferação de fibroblastos que aparecem nas fases posteriores e, se ocorrer uma infeção secundária, observam-se necrose, polimorfismo nuclear e glóbulos vermelhos. Podem observar-se corpos de inclusão eosinofílicos e intracitoplasmáticos típicos da varíola nas células do epitélio, nos folículos pilosos e nas células dos músculos e das glândulas cutâneas (Bagla, 2005; AUSVETPLAN, 2009).

2.6. Sinais clínicos

A doença da pele nodular é uma doença aguda ou aparente do gado causada pelo LSDV. Caracteriza-se por febre, nódulos na pele, membranas mucosas e órgãos internos e inchaço dos gânglios linfáticos superficiais (OIE, 2010; Tuppurinen e Oura, 2011). O período de incubação da doença da pele com grumos pode variar em condições de campo e em condições experimentais, podendo variar entre 5 dias em animais inoculados experimentalmente e 2-4 semanas em animais naturalmente infectados (Wood, 1990; Barnard *et al.*, 1994; OIE, 2010), o que dá um período de incubação máximo, para efeitos regulamentares, de 28 dias.

A evolução da doença da pele com grumos pode ser aguda, subaguda e crónica e a infeção pelo LSDV pode ocorrer tanto a nível experimental como em condições naturais. O vírus causa desde uma infeção aparente até sintomas clínicos graves e os animais que desenvolvem a doença clínica podem ter uma reação febril bifásica. Alguns dos sinais clínicos visíveis são: febre de 40-41,5° C, que pode durar 6-72 horas, lacrimação, aumento das secreções nasais e faríngeas, perda de apetite, redução da produção de leite, alguma depressão e relutância em movimentar-se. A gravidade dos sinais clínicos depende da estirpe do capripoxvírus e da raça do gado hospedeiro e, no caso de infeção experimental, a via de transmissão e a dose do vírus também têm um fator determinante (Carn e Kitching, 1995; LSD contingency plan for the Netherland, 2002; OIE, 2010).

De acordo com a descrição de Davies (1991), a infeção de bovinos em condições de campo pode desenvolver lesões cutâneas generalizadas após um a dois dias de febre, surgindo lesões cutâneas nodulares que podem cobrir todo o corpo, variando de alguns a múltiplos nódulos, mas, na maioria dos casos, as evidências iniciais dos sintomas são lacrimejamento e febre, mas alguns casos não são febris. Os gânglios linfáticos pré-escapulares e pré-crurais são alguns dos gânglios linfáticos superficiais que são normalmente observados durante a manifestação clínica da doença (Tuppurinen e Oura, 2011). Os locais mais comuns são a cabeça e o pescoço, o períneo, os órgãos genitais, os membros e o úbere; envolvem a pele, os tecidos cutâneos e, por vezes, a parte subjacente do músculo.

O diâmetro da lesão nodular pode atingir 1-7 cm de diâmetro, apresentando-se como áreas circunscritas e redondas do pelo eriçado. Em casos graves, podem desenvolver-se lesões ulcerativas na membrana mucosa da boca, da traqueia, da laringe e do esófago. Estas lesões ulcerativas também se desenvolvem na conjuntiva, no focinho, nas narinas e os pequenos nódulos podem desaparecer espontaneamente sem qualquer consequência. Podem ocorrer complicações bacterianas secundárias e infestação de vermes da mosca (CFSPH, 2008). Segundo Barnard (1994), o corrimento nasal e a salivação podem evoluir para mucóides ou mucopurulentos, a lacrimação para conjuntivite, os gânglios linfáticos superficiais aumentam acentuadamente de tamanho e podem desenvolver-se lesões inflamatórias e edematosas nos membros, no peito e nos órgãos genitais, podendo a lesão cutânea ser necrótica e as lesões ulcerativas tornar-se fibróticas.

Uma parte da lesão com crostas permanece no local e a outra descama, deixando um buraco cheio de espessura de pele que é infetado por bactérias formadoras de pus e grandes áreas de pele podem descamar. As lesões na pele, no tecido subcutâneo e nos músculos dos membros, juntamente com a inflamação cutânea grave causada pela infeção secundária das lesões, reduzem muito a mobilidade, como indicado por Murphy *et al.* (1999). Verifica-se uma rápida deterioração da condição corporal e os animais que recuperam podem permanecer em condições extremamente precárias até 6 meses. A pneumonia é uma complicação bacteriana comum e, normalmente, uma doença fatal. A ausência de ciclo estral e o aborto são as consequências mais comuns observadas nas fêmeas e os órgãos genitais dolorosos podem impedir os touros de servir (AUSVETPLAN, 2009).

2.7. Diagnóstico

De acordo com Carn (1995), a DCL seria presumivelmente diagnosticada com base na anamnese e nos achados clínicos aparentes de nódulos cutâneos caraterísticos generalizados, inchaço dos gânglios linfáticos superficiais, febre, lacrimejamento e outros. O diagnóstico provisório de DCL para a doença inaparente e ligeira foi difícil de diagnosticar (OIE, 2010). São necessários testes laboratoriais rápidos para confirmar a doença. O teste laboratorial da DCL pode ser efectuado através da identificação do agente, do exame histopatológico de rotina e da coloração histológica imunológica. O agente pode ser isolado em culturas de células de diferentes origens e podem também ser utilizados testes serológicos convencionais para a deteção de anticorpos contra o vírus. Técnicas moleculares recentemente desenvolvidas detectam o ácido nucleico ou o ADN do vírus, como as reacções em cadeia da polimerase (Tuppurainen, 2005). O princípio destas técnicas e testes de diagnóstico será resumido brevemente nos parágrafos seguintes.

2.7.1. Isolamento do vírus

Os espécimes para isolamento do vírus serão colhidos por biópsia ou post-mortem de nódulos cutâneos, lesões pulmonares ou gânglios linfáticos na primeira semana da ocorrência dos sinais clínicos, antes do desenvolvimento de anticorpos neutralizantes. Quando a doença ocorre pela primeira vez, devem ser colhidas amostras de raspagens de pele, biópsias, sangue, sémen e outras que servem para o isolamento do vírus, histopatologia e microscópio eletrónico (House, 1990; OIE, 2010). Embora o crescimento do LSDV seja lento e fastidioso, este desenvolve-se em culturas de células de bovinos, caprinos e ovinos, mas o melhor crescimento é observado em células de testes de borrego (Davies, 1991; CFSPH, 2008). As culturas celulares primárias são a derme da pele bovina e as células do pulmão equino, mas o crescimento destes vírus é lento e requer várias passagens. No caso das amostras de biópsia, as culturas de tecidos podem ser contaminadas por bactérias e fungos, especialmente as que requerem incubações prolongadas (Tuppurainen, 2005).

2.7.2. Testes serológicos

Os testes serológicos são utilizados para a confirmação retrospetiva da doença cutânea nodular, mas consomem muito mais tempo para serem utilizados como métodos de diagnóstico primário e têm uma presença limitada de anticorpos detectáveis no soro (Vorster, 2008). Estes testes têm uma importância limitada devido à baixa resposta do anticorpo, mas continuam a ser amplamente utilizados como métodos de referência para a deteção do antigénio e do anticorpo capripoxvírus. Todos os vírus do capripox partilham um antigénio principal comum para os anticorpos neutralizantes e não é possível distinguir as estirpes do vírus do capripox dos bovinos, ovinos e caprinos através de testes serológicos. Entre os testes serológicos recentemente desenvolvidos que podem detetar anticorpos no soro estão o teste de neutralização do vírus (VNT), a imunodifusão em gel de ágar (IAGID) e o teste de anticorpos fluorescentes indirectos (IFAT). A seroneutralização é o teste de eleição para a serovigilância, mas tem uma sensibilidade baixa. Pode haver problemas na deteção de títulos baixos em animais individuais, mas é um teste razoável para os efectivos. O ensaio de imunoabsorção enzimática (ELISA) é uma técnica serológica altamente desenvolvida para a deteção de antigénios recombinantes (AUSVET PLAN, 2009; OIE, 2010).

2.7.3. Reação em cadeia da polimerase (PCR)

A técnica molecular recentemente desenvolvida, a reação em cadeia da polimerase (PCR), altera a ciência biológica, uma vez que revolucionou a deteção e a caraterização de microrganismos, permite que o ADN minúsculo do organismo se replique muito rapidamente e facilita a deteção, o estudo e a utilização para qualquer fim médico. A PCR convencional baseada em gel é mais demorada e trabalhosa e não consegue diferenciar as espécies dos vírus capripox, mas a PCR em tempo real é mais rápida do que a anterior (Valones *et al.*, 2009; Tuppurinen e Oura, 2011). Com este princípio, a técnica é utilizada para o diagnóstico rápido do agente causador da DCL. É uma técnica simples, rápida e sensível para detetar o genoma do capripoxvírus em amostras de sangue, biópsia e sémen ou cultura de tecidos em EDTA. No entanto, não permite a diferenciação entre a doença de Alzheimer e os vírus da varíola ovina e caprina, uma vez que estão estreitamente relacionados (Ireland e Binepal, 1998). A PCR para o diagnóstico da LSD tem uma maior sensibilidade e uma boa especificidade e é a técnica mais adequada (Kholy *etal.*, 2008; OIE, 2010).

2.8. Diagnóstico diferencial

Existem vários problemas de pele que podem ser confundidos com o aparecimento da doença da pele com grumos em condições de campo. A herpes mamilite bovina é causada pelo herpesvírus bovino-2 e caracteriza-se por lesões superficiais (envolvendo apenas a epiderme) que ocorrem predominantemente nas partes mais frias do corpo, como as tetas e o focinho. A dermatofilose é caracterizada por lesões superficiais, frequentemente húmidas (Merck veterinary Manual, 2011).

Apresenta-se como uma crosta e crostas e acúmulo de material queratinizado e as lesões são comuns na pele do pescoço, região auxiliar, região inguinal e períneo (Radostitis *et al.*, 2006). A micose é uma das doenças fúngicas dos bovinos, com uma lesão acinzentada, elevada e semelhante a uma placa. A infeção por Hypoderma bovis é causada por larvas de moscas parasitas deste parasita que têm um local de predileção para migrar para a pele dorsal do dorso. A demodicose é uma doença parasitária da mengemite que forma nódulos (http://www.vet.uga.edu/vpp/gray book/Handheld/lsd.htm).

2.9. Prevenção e controlo

2.9.1. Vacinação em zonas endémicas

A imunidade adquirida a partir da infeção natural da doença pode ser vitalícia e a vacinação tem sido utilizada com êxito, podendo a DCL ser mantida sob controlo através da vacinação do gado todos os anos (Thomas, 2002). Todas as estirpes de capripoxvírus examinadas até agora, quer sejam de origem bovina, ovina ou caprina, partilham um local de neutralização importante, pelo que os animais que recuperaram da infeção com uma das estirpes são resistentes à infeção com qualquer outra estirpe. Por conseguinte, é possível proteger os bovinos contra a varíola ovina utilizando estirpes de capripoxvírus derivadas de ovinos ou caprinos, tal como utilizado no Egito pela estirpe romena da varíola ovina (OIE, 2010).

Estão disponíveis comercialmente vacinas vivas atenuadas contra o LSD. Estas têm homologia antigénica e existe proteção cruzada entre elas. Foi demonstrado que uma estirpe local do vírus da varíola ovina e caprina do Quénia imuniza eficazmente os ovinos, caprinos e bovinos contra a infeção pelo capripoxvírus com um êxito notável. A vacina seguinte é a vacina atenuada do vírus sul-africano da varíola ovina (estirpe Neethling) derivada de bovinos, estando também disponível um produto liofilizado (OIE, 2010). Nos países onde a LSD é endémica, a vacinação contra esta infeção foi utilizada com êxito, vacinando os animais todos os anos.

O LSDV tem sido utilizado como um poxvírus capri recombinante, combinado com o vírus da peste bovina ou da raiva, e o vírus capripox é um excelente vetor para as vacinas recombinantes devido à sua estreita gama de hospedeiros, sendo mesmo um novo candidato a vetor para o VIH-1, que é um grave problema de saúde pública, com base na deficiência de replicação, uma vez que não completa o seu ciclo em hospedeiros não ruminantes (Shen *etal.*, 2011).

2.9.2. Vacinação em novas zonas

Os riscos de introdução da doença em novas zonas são devidos à introdução de animais infectados e de materiais contaminados (Davies, 1991; Kitching, 1995). Se a ocorrência de DCL for notificada ou confirmada em novas zonas, antes de a doença se propagar a outras zonas, é necessário proceder à quarentena da zona, ao abate dos animais doentes e em contacto e à limpeza e desinfeção dos equipamentos contactados (Davies, 1991; Netherland contingency plan of LSD, 2002; AUSVETPLAN, 2009). A vacinação em anel do gado dentro dos focos de infeção com um raio de 25-50 km, a quarentena e o movimento de animais devem ser restringidos para erradicar a doença da área, mas se a área de cobertura da doença for grande, as técnicas mais convenientes para o controlo da doença são a vacinação em massa do gado. Estas duas técnicas, o abate e a vacinação, foram praticadas em Israel e no Egito desde a ocorrência do primeiro surto da doença e foram eficazes por enquanto (Yeruham *et al.,* 1995).

2.9.3. Outras técnicas de controlo

Nos países livres da doença, a introdução da doença pode ser evitada através da restrição da importação dos animais e dos seus produtos, mas nas nações que sofrem da infeção pode limitar-se a propagação da doença da pele nodular através da restrição do movimento dos animais de um local para outro, da quarentena, da manutenção dos animais doentes bem afastados do resto da manada e não devem partilhar bebedouros ou comedouros, através da sensibilização dos agricultores (Thomas, 2002).

Os animais com mais de seis meses de idade devem ser vacinados contra a doença da pele com grumos durante a primavera. É seguro vacinar as vacas prenhes. Todos os animais devem ser vacinados uma vez por ano. Quando se vacinam os animais durante um surto de doença, é importante utilizar uma agulha por animal para que o vírus não se propague dos animais doentes para os saudáveis. A ajuda profissional e as recomendações sobre as vacinas devem ser cuidadosamente seguidas e praticadas. Os antibióticos também são administrados para evitar complicações bacterianas secundárias, uma vez que o mecanismo de defesa do organismo está enfraquecido, o que pode prolongar a recuperação completa dos animais doentes (CSFPH, 2008).

2.10. Situação da doença da pele nodular na Etiópia

A direção da expansão do surto da doença da pele nodular foi para sul do Sub-Saara, partindo da Zâmbia para o Botsuana e a África do Sul (OIE, 2010). A doença foi introduzida na África Oriental em 1957 no Quénia e no Sudão em 1972, mas o surto da doença no caso da Etiópia foi registado entre 1981 e 1986 (OIE, 2010). Após o seu aparecimento a partir dessa altura, as epidemias da doença espalharam-se extensivamente e abrangeram grandes áreas da nação, desde o norte, centro até à parte sul do país. Foram efectuados estudos com base na observação clínica da doença em algumas regiões, tendo sido registada uma prevalência de diferentes níveis de animais (Asegid, 1991 e Regasa, 2003). Foram obtidos alguns dados sobre os surtos da doença registados pelo Instituto Nacional de Veterinária da Etiópia (NVI). Estes surtos foram registados em diferentes partes do país a partir de 2007-2011 e consistem principalmente no número de surtos observados durante os cinco anos consecutivos em várias áreas, como indicado no quadro 2.

Foi realizado um estudo transversal baseado num inquérito por questionário sobre casos observados de DCL e factores de risco associados Getachew *et al.* (2010). Além disso, o mesmo autor realizou um estudo sobre os aspectos epidemiológicos e o impacto financeiro da doença em áreas selecionadas do país. Getachew *et al.* (2010). O estudo também avaliou a distribuição da doença em três condições agro-climáticas de planícies, terras altas e terras médias por Getachew *et al.*

Recentemente, a seroprevalência da doença nestas três agroecologias diferentes foi também efectuada pelo mesmo autor na Etiópia (Getachew *et al.* ,2012).

Tabela 2. Surtos notificados c populações afectadas de LSD em várias partes do país (2007-2011)

Região	2007	2008	2009	2010	2011	Total
Adis Abeba	0	0	3	7	1	11
Afar	0	0	3	2	2	7
Amara	92	68	35	40	22	257
Ben. gumuz	3	0	0	0	5	8
Gambela	0	0	0	1	9	10
Oromia	95	154	219	268	160	896
SNNP	18	18	14	32	17	99
Somali	0	0	3	9	4	16
Tigray	7	8	2	18	13	48
Total geral	215	248	276	375	233	1347

Regiões	Surto ativo	Número de casos	Morte	Animais em risco	Controlo Vacinação	Vacinação profiláctica
Adis Abeba	11	190	5	19600	2867	1710
Afar	2	35	0	615	0	0
Amara	365	11332	765	2414697	866518	179366
Ben. gumuz	10	459	29	37043	0	0
Gambela	10	553	77	95955	1765	2545
Oromia	1066	34280	1741	9839574	2605445	603412
SNNP	123	7281	970	1200919	252917	100938
Somali	28	3608	410	571638	0	110000
Tigray	61	4438	375	591790	128206	135708
Total	1676	62176	4372	14771831	3857718	1133679

CAPÍTULO 3. MATERIAIS E MÉTODOS

3.1. Descrição das zonas de estudo

O estudo foi efectuado na parte nordeste da Etiópia, na região de Afar e Tigray. A região de Afar é uma das zonas pastoris da Etiópia, situada na parte nordeste do país. Tem cinco zonas administrativas que estão divididas em 29 distritos. Tem duas fronteiras internacionais com a Eritreia e o Djibuti e quatro fronteiras nacionais com os Estados regionais de Tigray, Amhara, Oromiya e Somali (Piguet, 2001). A região está geograficamente localizada entre 8°40' e 14°47' de latitude norte e 39° 51' e 42° 23' de longitude leste. A altitude varia entre 150 metros abaixo do nível do mar e 1000 metros acima do nível do mar. A região representa principalmente um sistema de produção pastoril (90%) e agro-pastoril (10%) que abrange áreas de 85.410 Km^2 com uma população humana estimada em 1,3 milhões de pessoas. A precipitação média anual é de 561 mm na extremidade ocidental da escarpa e de 225,3 mm nas zonas de planície lávica. As perturbações no desempenho da estação das chuvas terão um impacto na disponibilidade de pastagens e de água. A temperatura média anual mínima e máxima varia entre 18^0 e 35^0 C (Piguet, 2001; CSA, 2008). A estimativa aproximada do efetivo pecuário da região é de 2 318 220 bovinos, 2 499 640 cabeças de ovinos, 4 444 290 cabeças de caprinos, 859 580 camelos e 16 967 burros (CSA, 2008; Afar National regional state, 2010). As deslocações sazonais dos rebanhos são uma prática corrente na região, principalmente para as regiões de Awash superior, Amhara e Tigray, em busca de pasto e água (Philpott *et al*, 2005).

Das cinco zonas de Afar, duas zonas (Zona-1 e Zona-4) foram incluídas no estudo. De cada zona, foi selecionado um distrito para o estudo (Asiyta e Yallo). Asiyta situa-se a 11°34N 41°26'E e a uma altitude de 300 metros acima do nível do mar. Situa-se a 70 km a sudeste de Semera. A área tem um clima húmido, com vegetação arbustiva curta, como a prosopis. O rio Awash é o principal rio da região, do qual os nómadas dependem para a atividade agro-pastoril, cultivando alguns tipos de culturas como o milho e o algodão. O distrito de Yallo situava-se na parte ocidental da região de Afar, partilhando fronteiras com Alamata e Raya Azebo. A sociedade é puramente pastoril e a produção de gado é a economia central dos pastores. A deslocação do gado para Alamata e Raya Azebo ocorre geralmente durante a estação seca (Philpott *et al*, 2005).

A região de Tigray foi a outra área de estudo, situada na parte mais setentrional da Etiópia e fazendo fronteira com a Eritreia a norte, o Sudão a oeste, Afar a leste e Amhara a sudoeste. A região estende-se de 120° 13' a 140° 54' N e de 36° 27' a 40° 18' E. A região tem cinco zonas administrativas: Zonas Ocidental, Noroeste, Central, Oriental e Meridional. Este estudo foi realizado na zona sul do estado regional, que se situa a 660 km a norte de Adis Abeba e a 120 km a sul de Mekele. A região de Tigray tem uma população de 3 630 957 cabeças de gado, das quais 699 559 se encontram na zona de estudo CSA (2011).

A zona de estudo está geograficamente localizada a 12° 15'e 13° 41' de latitude norte e a 38° 59'e 39° 54'de longitude leste, constituindo uma área de 9446 km^2 . Faz fronteira comum com a zona sudeste de Tigray a norte, com o Estado regional de Amhara a sul e a oeste e com o Estado regional de Afar a leste. Existem cinco distritos na zona e dois deles foram incluídos como locais de estudo: Estes distritos partilham um sistema agrícola semelhante, mas em locais agro-ecológicos diferentes. Ofla é uma zona de planalto rodeada por uma cadeia de colinas e um lago natural, Hashenge. Existe um elevado potencial de criação de gado na área e durante o verão e o inverno os animais são deslocados para as zonas de planície, dependendo da disponibilidade de chuva, especialmente os agricultores com grandes rebanhos. A população de gado dos distritos era a seguinte: Alamata situa-se a 12° 15'N de latitude e 39° 35' E de longitude e partilha a fronteira com os estados regionais de Amahra e Afar e o movimento transfronteiriço de gado das duas regiões misturava-se ou partilhava os mesmos pontos de pastagem e de abeberamento. O distrito é composto maioritariamente por terras baixas e algumas kebeles são das zonas altas (relatório de subsistência de Tigray, 2005; CSA, 2007; REST, 2007).

As duas regiões e os seus distritos correspondentes partilham muitas caraterísticas com os estados regionais de Afar e Amhara. Os distritos estudados da região de Tigray possuem raças de gado, camelos e outros animais semelhantes aos de Afar. As duas regiões partilham mercados comuns e há um movimento ilimitado de animais entre estas áreas durante a estação das chuvas (Philpott *et al.*, 2005). A transmissão de doenças de um local para outro pode ocorrer durante este período e alguns dos principais riscos de doença, como a pasteurelose, a pata negra, o carbúnculo, a febre aftosa e as doenças de pele com caroço são muito comuns. A população do estudo era constituída por gado indígena e algumas raças cruzadas, sob um sistema de gestão extensivo, que pastava livremente em pontos de pastagem e de abeberamento comuns.

3.2. População de estudo e sistema de criação

A população-alvo do estudo era constituída por bovinos de todas as idades em distritos selecionados dos Estados regionais de Afar e Tigray. Esta população bovina está sujeita a condições de gestão de pontos de pastagem e de abeberamento comunitários e, consoante a estação das chuvas, desloca-se de um local para outro em busca de pasto. Alguns dos efectivos do sistema agrícola misto alimentam-se de resíduos de culturas durante a estação seca e alguns bovinos de zonas periurbanas podem praticar o pastoreio separado. Estes bovinos foram encontrados em várias condições agro-ecológicas e climáticas, podem estar com ou sem historial de vacinação, em diferentes estados fisiológicos e práticas de criação. A população-alvo de gado abaixo indicada foi obtida nos respectivos distritos e foi registado um total de 299 959 cabeças de gado dos quatro distritos selecionados: Asiyta (80130), Yallo (36 113), Alamata (110102) e Ofla (733614).

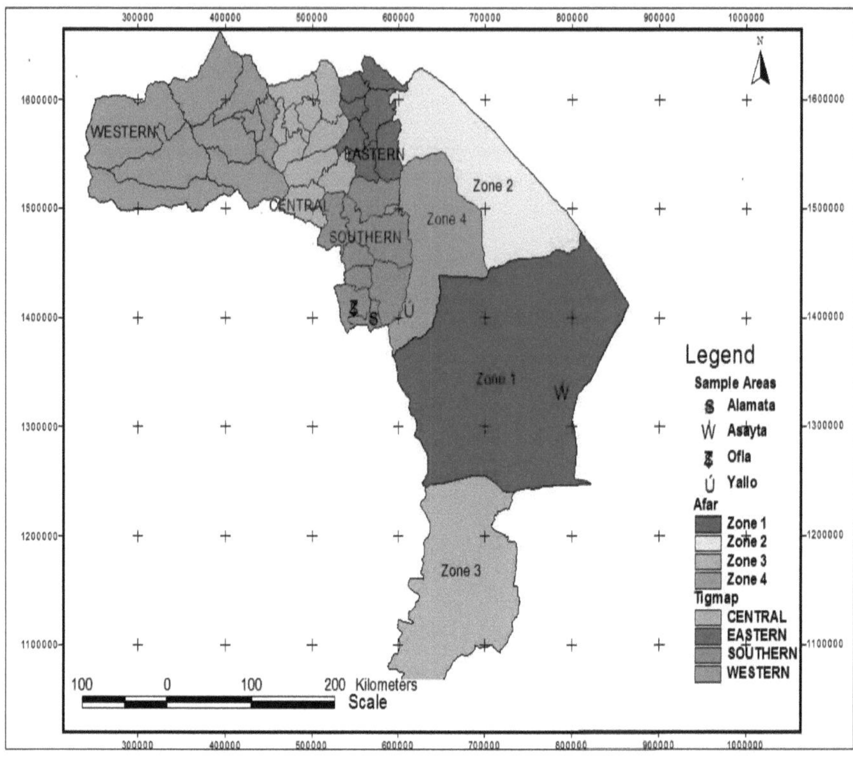

Figura 1. Localização geográfica da área de estudo. Fonte: Ethio. GIS

3.3. Conceção e metodologia do estudo

3.3.1. Conceção do estudo

Foi realizado um estudo transversal para recolher dados epidemiológicos para a avaliação dos factores de risco e dos impactos financeiros com base no inquérito por questionário. O estudo foi realizado entre novembro de 2011 e fevereiro de 2012 em quinze associações de camponeses distribuídas por quatro distritos de Afar e Tigray. A abordagem do estudo baseou-se na observação dos sinais clínicos de DCL pelos proprietários dos rebanhos durante os últimos dois anos. Os questionários foram administrados através de entrevistas diretas aos proprietários dos rebanhos, utilizando a língua local. O questionário para o local de estudo de Afar foi realizado com recurso a tradutores dos veterinários distritais e os restantes locais foram cobertos pelo investigador, utilizando a língua local. Pediu-se aos proprietários dos rebanhos que explicassem os sintomas da doença e fez-se uma verificação cruzada através de algumas perguntas. O período de tempo para a avaliação dos factores de risco foi de dois anos, de outubro de 2009 a outubro de 2011. Este intervalo de dois anos foi efectuado para evitar os enviesamentos de memória dos proprietários dos rebanhos.

Na mesma população de estudo, distrito e associação de camponeses, foi avaliado o impacto financeiro através de um inquérito por questionário no horizonte temporal de um ano de ciclo de produção, de dezembro de 2010 a novembro de 2011, nos distritos de estudo. O ciclo de produção de um ano foi utilizado para calcular a perda anual associada à doença devido ao receio de perda de memória do historial de cada animal. A análise orçamental parcial foi utilizada para a análise do custo-benefício do controlo da doença. Os dados obtidos a partir do inquérito aos agregados familiares foram apoiados por dados secundários dos respectivos distritos das áreas de estudo e da CSA (2011), para comparar os parâmetros de produção de base do efetivo normal com os efectivos infectados com LSD (CSA, 2011).

3.3.2. Determinação da dimensão da amostra

Foi utilizada uma técnica de amostragem em várias fases para selecionar os grupos de estudo. A seleção hierárquica foi feita de região para zona e distrito propositadamente com base na população pecuária, relatórios de surtos, movimento transfronteiriço de animais para pastagem, procura de água e atividade comercial, localização geográfica e acesso a transportes e população com diferentes sistemas de cultivo. A AP foi selecionada aleatoriamente com base no sistema de lotaria dos distritos selecionados. Os agregados familiares e os respectivos rebanhos constituíram a unidade de amostragem final do estudo. Neste estudo, o rebanho é definido como o conjunto de bovinos de diferentes grupos etários e sexuais pertencentes a um único agricultor ou a membros da família. Do distrito selecionado, foram recolhidos 4 PA e de cada PA uma média de 26 agregados familiares ou rebanhos com diferentes composições de efectivos. A amostragem aleatória sistemática foi utilizada para a seleção dos agregados familiares e a seleção dos agregados familiares foi feita após cada intervalo de dez agregados familiares, excluindo os agregados familiares que não tinham gado e que não se voluntariaram para participar no estudo. No entanto, foram incluídos no estudo os agregados familiares que tinham gado e que se voluntariaram para participar.

Para as avaliações financeiras da DCL, seguiu-se uma amostragem não probabilística. Os dados foram recolhidos propositadamente junto de agregados familiares que sofreram a doença e que podem definir os sintomas da ocorrência da mesma no seu efetivo e que se voluntariaram para participar no estudo. Foi selecionado um total de 267 rebanhos, constituídos por 3442 animais. Alguns proprietários de rebanhos que participaram nas avaliações dos factores de risco foram também incluídos nas avaliações financeiras, caso preenchessem os critérios de inclusão.

3.3.3. Recolha de dados

Foram utilizados questionários estruturados e pré-testados na recolha de dados no terreno. A abordagem do estudo baseou-se na observação dos sinais clínicos da doença por parte dos proprietários dos efectivos. Pediu-se aos proprietários dos rebanhos que descrevessem os sintomas clínicos da doença e fez-se uma triangulação sempre que necessário. As doenças de pele mais comuns nas áreas de estudo foram retiradas dos registos epidemiológicos da clínica veterinária distrital para verificar o diagnóstico diferencial da doença pelos proprietários dos rebanhos. Se os agricultores fossem capazes de descrever os sintomas e tivessem pelo menos um animal afetado no rebanho, este era considerado infetado, tanto para o fator de risco como para a avaliação financeira, tal como descrito em Radostitis *et al.* (2006). Para a avaliação financeira, os dados relativos à carne de bovino, à produção de leite e à média de dias de trabalho da força de tração foram recolhidos junto dos agricultores, do Ministério da Agricultura, do Desenvolvimento Pecuário e dos mercados locais dos respectivos distritos. Assim, dos quatro distritos selecionados propositadamente (Ofla, Alamata, Yallo e Asiyta) foram recolhidos 15 PA com 393 rebanhos totais que consistem em 3539 animais indiyiduais. Estas manadas com os animais individuais constituíam o número de animais durante a ocorrência da doença.

Inquérito por questionário

Os dados epidemiológicos foram recolhidos através de um inquérito por questionário, administrado a um total de 393 agregados familiares por entrevista presencial na língua local. A entrevista dura entre 15 e 20 minutos e foi efectuada com base na língua local dos inquiridos (Tigrigna e Afarigna). O questionário foi concebido com base na literatura, em questionários publicados, em consulta com peritos da doença e com algumas pessoas locais da população a inquirir. Estes questionários foram concebidos para recolher informações sobre os surtos anteriores da doença, sobre as condições ambientais e de maneio do gado e sobre os impactos da doença na produção. Foram estruturadas cerca de trinta e duas perguntas, agrupadas em cinco secções principais, das quais as duas últimas se referiam ao aspeto financeiro da doença.

A primeira secção era sobre os distritos, as condições agro-ecológicas, o tamanho do rebanho e a estrutura do rebanho e da exploração. A segunda parte consiste na ocorrência anterior do surto da doença, com listas de perguntas relacionadas com a estação, o ano e o mês da ocorrência da DCL, a frequência da ocorrência, os animais doentes com DCL e o seu sexo, idade e raça, bem como a mortalidade devido a complicações secundárias da doença. Inclui também o tamanho e a composição ou dinâmica do efetivo antes e depois do surto da doença (Apêndice I). A terceira secção estava relacionada com o maneio do rebanho, que incluía perguntas sobre o movimento sazonal dos animais, as estações críticas em que havia escassez de água e de alimentos, o sistema de criação, o maneio da alimentação e do abeberamento, o contacto com ovinos e caprinos, a introdução de novos animais, a atividade do mercado de gado e as linhas de comércio conhecidas perto da aldeia, o estado de vacinação do rebanho, a opinião dos proprietários do rebanho sobre a utilização da profilaxia e o controlo da vacinação dos rebanhos.

As restantes secções foram dedicadas à avaliação dos prejuízos financeiros dos efectivos infectados, tais como a dimensão e a estrutura do efetivo, a dinâmica do efetivo, o seu sistema de gestão, o número e o sexo dos animais afectados pela DCL e dos animais que morreram subsequentemente, bem como os seus preços actuais. Foi também registada a gravidade clínica da doença em vários grupos etários e sexuais. Além disso, os inquiridos perguntaram qual era a estrutura do efetivo antes e depois da ocorrência da doença. As perdas de produção associadas à doença relacionavam-se com os parâmetros de produção de leite, perdas de produção de trabalho e perdas de carne de bovino. Também foram inquiridos os preços de mercado dos diferentes animais e dos seus produtos e os custos de tratamento. Além disso, os proprietários dos rebanhos foram questionados sobre as visitas às clínicas veterinárias com animais doentes e sobre a utilização de vacinas ou tratamentos antes e depois da ocorrência da doença (Anexo II).

3.3.4. Variáveis do estudo

Há um conjunto de variáveis a serem avaliadas e que incluem a investigação epidemiológica da doença, factores de risco associados e parâmetros de produção para avaliações de perdas financeiras. Alguns dos factores de risco que foram incluídos no estudo foram: categoria agro-ecológica (terras baixas <1500m e terras altas>2300), sistema agrícola (misto, pastoral e agro-pastoril), fonte de água (rio, lagoa e poço), tamanho do rebanho (pequeno entre 3-11, médio entre 12-21 e grande entre 22 e mais). As restantes variáveis eram perguntas fechadas, pontos de pastagem e de abeberamento comuns, introdução de novos animais no rebanho, contacto com ovinos e caprinos, atividade de mercado primária ou secundária. Os parâmetros de produção, tais como a perda de leite, de carne de bovino e de leite de tração, a mortalidade e os custos relacionados com o tratamento, estavam entre as variáveis do estudo para as avaliações financeiras da doença.

3.2.5. Gestão e análise de dados

Os dados recolhidos foram geridos em Excel e todo o processo de tratamento, limpeza, validação e codificação dos dados foi efectuado na folha de cálculo Excel Microsoft 2007. Algumas análises descritivas e intervalos de confiança foram calculados nesta folha de cálculo. O resto da análise foi efectuado no SPSS 16.0 de 2007, transferindo os dados do Excel. A prevalência a nível do efetivo e dos animais e a associação dos factores de risco com a prevalência foram analisadas utilizando o teste do qui-quadrado. A análise de regressão logística foi utilizada para calcular a força das associações (odds ratios). As variáveis com um $p < 0,20$ foram listadas durante as regressões logísticas univariáveis para as enquadrar na regressão logística multivariável final. A dimensão do rebanho, o contacto com ovinos e caprinos, os pontos de pastagem e de abeberamento comuns, o sistema de exploração agrícola, a introdução de novos animais no rebanho, o estado de vacinação e a fonte de água para os rebanhos foram selecionados para a análise de regressão multivariável e as variáveis com associações estatisticamente significativas com a prevalência da doença foram incluídas no modelo.

O conjunto de modelos foi reduzido passo a passo, removendo os factores com um valor de P>0,05. As variáveis mais significativas incluídas no modelo foram o efeito da dimensão da manada, a introdução de novos animais nas manadas e os pontos de pastagem e de abeberamento colectivos. O efeito das interações entre todos os factores retidos no modelo final foi testado através do teste de correlação de Spearman e para verificar se havia alguma correlação entre as variáveis. Os intervalos de confiança para o rácio de probabilidades foram obtidos a partir do IC de 95% dos coeficientes da análise de regressão e o nível de confiança para a prevalência foi calculado no Excel Microsoft 2007. A adequação do modelo foi avaliada através dos rácios de verosimilhança. Para as células com observações de (<5), foi utilizado o teste exato de Fisher na tabela de contingência.

Análise dos impactos financeiros

Utilizou-se a estatística descritiva para calcular as incidências cumulativas; as taxas de mortalidade e de letalidade dos casos do inquérito por questionário e estas variáveis foram calculadas com base na fórmula estabelecida por Thrustfield (2007). As respostas dos proprietários dos efectivos sobre a gravidade da doença ao nível do efetivo foram classificadas em ligeiras, moderadas e graves. Os intervalos de confiança da incidência cumulativa, da taxa de mortalidade e da letalidade foram calculados utilizando a folha de cálculo Excel da Microsoft, 2007. O cálculo de outras perdas físicas e custos também foi efectuado utilizando a folha de cálculo Excel. Foi utilizado o teste do qui-quadrado para calcular o valor da probabilidade (valor p) e as diferenças de significância. O modelo de estimativa do custo das perdas devidas a doença foi avaliado através de uma análise de sensibilidade efectuada pelo coeficiente de regressão no @Risk 5.7 (Palisade Corporation) implementado na folha de cálculo Excel, atribuindo distribuições triangulares às variáveis como valores mínimos, o valor médio como valor mais provável e o valor máximo.

As perdas financeiras relacionadas com a DCL foram avaliadas com base num ciclo de produção de um ano, com base no surto da doença, na perspetiva dos proprietários de animais. Foi desenvolvido um modelo para estimar as perdas de produção associadas à morbilidade, à mortalidade e às despesas de controlo, mas a vacina foi dada gratuitamente e não foi considerada no modelo. Os parâmetros de produção do gado zebu local sem foram obtidos a partir dos dados de linha de base da CSA (2011). As produções da exploração consideradas no modelo foram o leite, a produção de carne de bovino e a produção de trabalho de tração. O modelo foi construído numa folha de cálculo do Microsoft Excel 2007 e considera as perdas de produção devidas à doença. O modelo foi representado matematicamente da seguinte forma

$TL = A + B1 + B2 + B3 + C1 + C2$

Em que TL=Perda total associada à doença A= Perda devida à mortalidade

B1= Perda de leite, B2= Perda de carne de bovino, B3= Perda de produção de trabalho de tração

C1= perda devida aos custos de tratamento, C2= perda devida ao custo de oportunidade

A percentagem da perda de produção de carne de bovino, leite e produção de tração foi calculada utilizando Getachew *et al.* (2010). *Percentagem de perda* = (Q/5) * I * 100, Q=Quantidade de produção perdida (leite/L)/lactação, produção de tração em dias, taxas de perda, D=parâmetros dos tipos de raça sem LSD (perda de leite/lactação, produção anual de tração), I=Incidência cumulativa de LSD.

Para o cálculo das perdas financeiras, foram consideradas variáveis epidemiológicas descritivas, como a população em risco ou o grupo de estudo, a incidência cumulativa anual total, a taxa de mortalidade e a taxa de letalidade. Assim, para calcular a taxa de mortalidade, utilizar-se-á A = *P* * *Qi* * *U*, em que p=população em risco, Q=Quantidade de perdas por doença, Qi=Quantidade de perdas por mortalidade, U=Preço médio ponderado do animal e dos outros produtos. Para calcular as perdas por morbilidade do leite, da carne de bovino e da produção de trabalho de tração perdidas, utilizou-se *B=P*I*Q*U*, em que B= a perda total por morbilidade, I= a incidência cumulativa e o resto é semelhante às quantidades acima referidas. Os custos incorridos pela doença foram manipulados como C = *P*I*It*Ut*, em que C = representa os *custos* totais devidos à doença, o total de animais doentes tratados.

As vacas em lactação em risco de desenvolver a doença e a incidência cumulativa anual de LSD em fêmeas e vacas em lactação durante o período de estudo foram obtidas a partir do inquérito por questionário. A percentagem de perda de produção de leite nos grupos de estudo foi calculada tomando o número de vacas em lactação e a duração média da lactação perdida devido à doença a partir de uma recolha média de leite por lactação sem LSD no zebu local e multiplicada pela incidência cumulativa (Q/D) * *I* * 100). Os dados da retirada média de leite por lactação foram retirados de CSA (2011). Os custos associados à perda de leite foram estimados a partir dos custos médios ponderados dos preços do leite recolhidos durante o inquérito. As vacas em lactação que morreram devido à complexidade da doença durante o curso da doença foram descontadas.

A perda anual de produção de leite e a duração da lactação foram estimadas nas vacas em lactação afectadas pela LSD e nas que sobreviveram. A duração média da perda de produção de leite das vacas em lactação que foram afectadas e sobreviveram à DCL foi estimada em 50 dias de lactação, com base na consideração da natureza crónica da doença, em factores de stress como as longas distâncias percorridas pelos animais em busca de água e pasto, na sensibilização dos proprietários dos rebanhos para levarem os seus animais às clínicas veterinárias distritais e na proximidade das clínicas em relação às famílias. A duração da perda de produção de leite numa vaca em lactação doente varia com a gravidade da doença, uma vez que a doença permanece 2-6 meses para recuperar (Davies, 1991).

A produção de carne de bovino foi a proporção de animais sólidos, consumidos, abatidos ou utilizados para outros fins sociais, em vez dos impactos das doenças num ciclo de produção de um ano. A perda de produção de carne de bovino em resultado da DCL foi estimada anualmente como a redução da produção da taxa percentual de não consumo nos grupos de estudo. A incidência cumulativa total da doença foi tida em conta e inferida para os grupos de estudo. A produção de carne de bovino sem a doença foi extraída do plano diretor de desenvolvimento pecuário do Ministério da Agricultura e do Desenvolvimento Rural da Etiópia (2007), que varia entre 7 e 9%, tendo sido considerada uma média de 8%. Os custos da perda de carne de bovino foram calculados a partir dos preços médios ponderados do gado que foram recolhidos durante o inquérito por questionário.

Quando foi efectuado um inquérito nas áreas de estudo, foram recolhidas informações sobre o impacto da doença nos seus rebanhos, incluindo os bois de tração. A estimativa da perda de tração dos bois durante o ano foi realizada durante as estações de alta e baixa atividade do ano. Os custos do serviço de potência de tração foram calculados tomando a média de dias entre as estações ativa e passiva do ano. A estação ativa do ano aqui considerada foi de janeiro a junho, as épocas de colheita em que a carga de trabalho dos bois de tração e a sua correspondente procura eram elevadas. Os restantes meses foram considerados como épocas em que os bois de tração já não eram funcionais. A carga média anual de trabalho para os animais de tração foi considerada como sendo de 60 dias, tendo em conta a religião da sociedade, em particular a Igreja Ortodoxa (Azage, 1998). O serviço de tração dos bois era elevado durante a estação das colheitas e relativamente baixo na estação passiva, pelo que se considerou a média ponderada dos preços destes serviços durante a estimativa.

As perdas financeiras associadas à mortalidade, aos custos de tratamento e aos custos de oportunidade de trabalho foram calculadas com base nos preços médios ponderados recolhidos. As perdas associadas à mortalidade cumulativa foram estimadas a partir dos preços médios ponderados para cada grupo etário recolhidos durante o período de estudo. No presente estudo, a mortalidade devida à DCL foi calculada com base no preço médio ponderado dos bovinos, com base nos dados primários e secundários recolhidos para cada categoria dos grupos etários dos vitelos, touros/novilhas e animais adultos que morreram de DCL. Os custos de tratamento foram os custos incorridos para a prevenção de outras complicações da doença para aqueles que levaram os seus animais à clínica. O custo de oportunidade aqui calculado foi considerado para os proprietários de rebanhos que praticam o tratamento dos seus animais, levando-os à clínica e tomando os medicamentos recomendados. Durante a estimativa financeira dos preços médios ponderados dos vários grupos etários e sexuais, os dados foram comparados com os do inquérito aos agregados familiares, do inquérito por questionário aos comerciantes locais e da observação dos preços efectuada pelo gabinete distrital de agricultura no dia de mercado dos quatro mercados primários dos quatro distritos.

Os preços médios ponderados recolhidos foram classificados em três grupos etários: o preço dos vitelos, o das novilhas e touros e o dos adultos. Estes três preços foram somados e calculados como valores mínimos, médios e máximos para a utilização das perdas na produção de carne de bovino. Os preços dos produtos animais, tais como o preço do leite por litro e o preço da carne por kg, foram obtidos nos cafés e talhos dos distritos correspondentes, tendo sido calculada a média dos valores máximo, mínimo e médio.

Tabela 3: Preços médios ponderados do gado e dos seus produtos dos relatórios do inquérito ao mercado local dos distritos

R. Não Gado e seus produtos		Preços		
		Máximo	Valor médio	Mínimo
1.	Preço médio ponderado dos bovinos	8200	4900	1600
2.	Preço médio ponderado do vitelo	2600	2100	1600
3.	Preço médio ponderado novilha/touro	6500	4950	3400
4.	Preço médio ponderado adulto	8200	6850	5500
5.	Preço do leite por litro	12	11	10
6.	Carne de bovino por kg	90	85	80
7.	Serviço de força de tração por boi e por dia	100	90	80
8.	Custo médio do tratamento	60	55	50

Análise orçamental parcial

A análise do orçamento parcial foi utilizada para calcular o benefício financeiro do controlo da DCL ao nível da exploração ou do agregado familiar no sistema agrícola tradicional. Este método analítico econométrico foi utilizado para avaliar os benefícios e os custos associados ao controlo da doença com base na vacinação da doença. Para que os projectos sejam vantajosos, os custos da intervenção de controlo não devem exceder os custos da doença. No âmbito desta análise, os custos fixos não foram considerados. As variáveis estimadas na avaliação das perdas financeiras dos grupos de estudo foram também aplicadas à análise dos orçamentos parciais da população-alvo e a prevalência obtida ao nível dos animais a partir da avaliação do risco foi considerada como doença endémica e inferida para a população-alvo. A estimativa de custos baseou-se no controlo da doença para reduzir as perdas associadas à prevalência da doença. Considerou-se que a vacinação contra a DL no âmbito do sistema de criação extensiva era fornecida gratuitamente aos agricultores e que os custos de mão de obra de oportunidade que o proprietário do efetivo gastaria para vacinar o seu animal não foram tidos em conta devido ao custo relativamente baixo da mão de obra. O benefício do controlo da DCL foi calculado como a soma da produção que se evitaria perder devido à doença na população-alvo e dos custos de tratamento poupados. Por último, as produções agrícolas consideradas no modelo foram o leite, a produção de carne de bovino e a produção de trabalho de projeto, tendo o modelo sido desenvolvido na folha de cálculo Excel Microsoft2007.

Tabela 4: População de gado alvo nos distritos de estudo da região de Afar e Tigray

Distrito	lactante	Vaca seca	Novilha	Bois de tração	Touro	Vitelos	Total
Alamata	21045	18131	10,453	30320	9113	21040	110,102
Ofla	13520	10750	11720	28670	8954	13516	73614
Yallo	12563	8821	6370	0	8359	12557	36113
Asiyta	24721	11370	9587	2500	7231	24721	80130
Total	71849	49072	38,130	61490	33657	71834	299,959

CAPÍTULO 4. RESULTADOS

Sistema agrícola da comunidade

O sistema agrícola misto é praticado em 50% dos grupos de estudo e quase todos os agregados familiares estudados são do sexo masculino (98%), tanto nas zonas altas como nas zonas baixas da região de Tigray. Os restantes 50% do grupo de estudo, 20% são puramente pastoris (distrito de Yallo), enquanto 30% são agro-pastoris (distrito de Asiyta). A dimensão média dos efectivos por agregado familiar nas áreas de estudo era de nove cabeças de gado, variando entre um mínimo de 3 e um máximo de 38. A utilização de sistemas comunitários de pastoreio e de abeberamento foi dominante em todos os sistemas agrícolas e condições agro-climáticas (95,7%) e essa prática foi de 100% nas áreas pastoris e agro-pastoris.

Cerca de vinte e três por cento dos agricultores referiram que houve uma introdução de novos animais nos seus rebanhos, quer através da compra, quer através de presentes culturais como o casamento ou para efeitos de substituição, extensão do rebanho ou engorda ou troca de gado. Quarenta e nove por cento dos proprietários de rebanhos também responderam que as ovelhas e as cabras costumavam partilhar os mesmos pontos de pastagem e de abeberamento. As informações dos serviços veterinários distritais indicavam que a maioria dos agricultores (60%) da região de Tigray tinha vacinado os seus animais contra a doença após a ocorrência do surto. Contudo, não se registou tal prática contra a LSD nos restantes dois distritos da região de Afar. Foram registadas diferentes designações locais para a doença da pele nodular nestes distritos estudados, por exemplo, "dubdbuta" nas zonas de Alamata e "weibo" nas zonas de Asiyta.

Epidemiologia descritiva e análise de factores de risco

Para as avaliações dos factores de risco e as estimativas do impacto financeiro da LSD, foi recolhido um total de 660 questionários nos respectivos distritos de estudo. Destes, 393 eram dos agregados familiares selecionados para a avaliação dos factores de risco e os restantes 267 eram dos agregados familiares selecionados propositadamente para a avaliação das perdas financeiras. As avaliações dos factores de risco foram realizadas nos quatro distritos com uma média de quatro APs de cada distrito, com um número médio de 26 rebanhos de cada AP. Para a avaliação dos factores de risco, utilizou-se uma média de nove cabeças de gado de cada agregado familiar, com um total de 393 rebanhos e 3539 cabeças de gado, ao passo que, para a avaliação das perdas financeiras, foram utilizados os mesmos distritos e AP e recolhida uma média de 18 rebanhos de cada AP, com um total de 267 rebanhos e 3442 cabeças de gado.

Do total de 393 proprietários de rebanhos inquiridos nos quatro distritos, 113 questionários foram recolhidos em Asiyta, 120 em Alamata, 80 em Yallo e 80 em Ofla. A situação da doença da pele nodular no total dos rebanhos investigados, 173 rebanhos estavam infectados com pelo menos um caso de DCL e das 3539 cabeças, 261 das quais estavam clinicamente afectadas. Assim, a prevalência a nível de efetivo foi de 44% (IC 95%: 37-50), mas a prevalência a nível de animal observada e a mortalidade média devida à DCL nas áreas de estudo foram de 7,4% (IC 95%: 68) e 1,92% (IC 95%: 1,5-2,4), respetivamente. A prevalência a nível dos efectivos variou entre 029%.

Foi registada uma maior prevalência de efectivos na região de Afar, com 51% (IC 95%: 40-61), do que na região de Tigray, com 37% (IC 95%: 29-45), e a diferença foi estatisticamente significativa (P<0,05). A prevalência ao nível dos efectivos nas três zonas variou, com uma prevalência mais elevada de 54% (IC 95%: 4068) na Zona-1 do que na zona sul e na zona-4 da região de Afar, com 37% (IC 95%: 29-45) e 48% (IC 95%: 33-63), respetivamente, como se resume no quadro 5. A prevalência de LSD ao nível dos efectivos nos quatro distritos variou entre si; mais elevada em Asiyta 53% (95% CI: 34-67) e seguida de Yallo 47,5% (95% CI: 37-69), conforme resumido no quadro 5. A diferença foi estatisticamente significativa (P<0,05). A prevalência de LSD a nível animal entre os distritos selecionados varia com uma prevalência mais elevada a nível animal em Asiyta 9% (IC 95%: 7,5-10), mais baixa em Alamata 6,75% (IC 95%: 199-218) e Yallo 6,5% (IC 95%: 100-177). Estes dois distritos têm uma prevalência semelhante devido ao facto de partilharem fontes de pastagem e de água comuns. A menor prevalência a nível animal, 4,65% (IC 95%: 294-323), foi registada em Ofla, como indicado no Quadro 5.

Quadro 5: Prevalência ao nível dos efectivos e dos animais nas regiões e distritos de estudo da DLV

Region		Total herds	Herds infected	95% CI	χ^2	P-value
	Tigray	200	74(37)	29-45	8	0.004
	Afar	193	99(51)	40-61		
Zone						
	Southern	200	74(37)	29-45	8.9	0.01
	Zone-4	80	38(48)	33-63		
	Zone-1	113	61()	40-68		
Districts						
	Asiyta	113	61(54)	34-67	9.92	0.019
	Yallo	80	38(48)	37-69		
	Alamata	120	41(34)	40-66		
	Ofla	80	33(41)	37-69		
	Total	393	173(44)	46-60		
Animal level	Districts	Total head	affected	95% CI animal		
	Asiyta	1504	136(9)	7.5-10.4	13	0.04
	Yallo	551	36(6.5)	100-177		
	Alamata	947	64(6.75)	199-218		
	Ofla	537	25(4.65)	294-323		
	Average	3539	261(7.4)	402-415		

Observou-se uma prevalência mais elevada de 68% (IC 95%: 51 85) nos rebanhos com história de introdução de novos animais nos rebanhos do que nos rebanhos sem este fator 36% (IC 95%: 29,5-43) e é significativamente diferente (P<0,05). Observa-se que a prevalência é maior nos rebanhos de transumância 54% (IC95%: 40-67) do que nos rebanhos sedentários 37% e nos sistemas de criação pastoril 47,5% (P<0,05). A prevalência de 84,6% (95 % CI: 34-130) foi mais elevada em efectivos grandes do que em efectivos médios 60% (95 % CI: 41-78) e em efectivos pequenos 39% (95 % CI: 32-46), o que é significativamente diferente.

Verificou-se que os efectivos com pontos de pastagem e de abeberamento comuns apresentavam uma prevalência mais elevada 45,5% (IC 95%: 39-52) do que os efectivos com pontos de pastagem e de abeberamento separados 11,7% (IC 95%: 0-32,5). Os proprietários de rebanhos que praticam a vacinação contra o LSD registaram uma menor prevalência 36,5% (IC 95%: 28-45) do que os que não praticam 51,5% (IC 95%: 42-61). Observou-se que os efectivos que utilizam o rio como fonte de água têm uma prevalência mais elevada 46,6% (IC 95%: 38-55) do que os que utilizam outras fontes de água, como indicado no quadro 6).

Tabela 6. Prevalência a nível do efetivo com diferentes factores de risco de LSD

Variables	Factors	Total herd	Herd with LSD	95 % CI	χ^2	P-value
Introduction of new animals					29	
	Yes	94	64(68)	51-85		0.000
	No	299	109(36)	295-430		
Farming system					8.9	
	sedentary	200	74(37)	29-45		0.01
	agro pastoral	113	61(54)	40-67		
	pastoral	80	38(47.5)	32-63		
Herd size					18.5	
	Small (2-11)	315	123(39)	32-46		0.000
	Medium(12-21)	65	39(60)	41-78		
	Large(>22)	13	11(84.6)	34-130		
Grazing and watering point					***	
	separate	17	2(11.7)	0-32.5		0.006
	communal	376	171(45.5)	39-52		
Vaccination status					9	
	yes	195	71(36.5)	28-45		0.003
	No	198	102(51.5)	42-61		
Water source					7.74	0.021
	pond	110	49(44.5)	32-57		
	Well	30	6(20)	4-36		
	river	253	118(46.6)	38-55		

***Foi utilizado o teste exato de Fisher devido à reduzida dimensão da amostra.

Durante as avaliações de risco, uma grande parte dos inquiridos referiu que a ocorrência de LSD tem um padrão sazonal. Cerca de 18% dos proprietários de gado responderam que a ocorrência de LSD era frequentemente observada em agosto, seguida de setembro (16%), mas sazonalmente a maioria dos casos foi observada no outono (36% de setembro a novembro) do que na estação das chuvas (32% de junho a agosto). Uma proporção considerável dos inquiridos também referiu a ocorrência de LSD em maio (13%), como se pode ver na (Fig.-2)

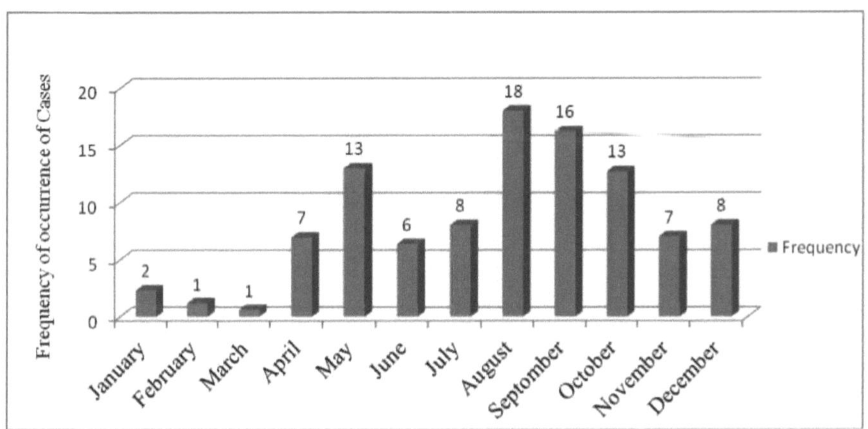

Figura 2. Histograma sobre o padrão sazonal do surto de LSD em diferentes meses

Análise de regressão logística

Verificou-se que a dimensão do efetivo estava fortemente associada à prevalência da DCL e que os proprietários de efectivos médios e grandes corriam um risco mais elevado de desenvolver a doença do que os proprietários de efectivos mais pequenos, com OR de [2,34:1 (IC 95%): 1,36-4,04] e [8,56:1; (IC 95%): 1,9-39,4], respetivamente. Os efectivos em áreas comuns de pastagem e abeberamento tinham maior probabilidade de desenvolver a doença do que os efectivos geridos separadamente, com OR [6,256 (IC 95%: 1,4-27,7)]. Os bovinos em áreas agro-pastoris também se encontravam relativamente em risco de contrair a doença, em comparação com os sistemas agrícolas pastoris e sedentários, com um OR [1,99 (IC 95%): 1,25-3,2] e os efectivos com animais recentemente introduzidos estavam fortemente associados à prevalência da doença no efetivo, com um rácio de probabilidades de [3,72 (IC 95%): 2,27-6,1], como se pode ver na tabela 7.

Tabela 7. Factores de Risco, OR, IC 95% e Valor P utilizando o Modelo de Regressão para LSD

Variáveis	Factores	Total do efetivo	Rebanho infetado	OU	95 % CI	Valor de p
Tamanho do efetivo						

Pequeno (2-11)	315	123(39)			0.000
Médio(12-21)	65	39(60)	2.34	1.36-4.04	0.002
Grande(>22)	11	13(84.6)	8.58	1.9-39.4	0.006
Rega das pastagens					
comunal	376	171(45.5)	6.256	1.4-27.7	0.016
Separado	17	2(11.8)			0.0056
Sistema de exploração agrícola					
Sedentário	200	74(37)			0.012
Agro-pastorícia	113	61(54)	1.99	1.25-3.2	0.004
Pastoral	80	38(47.5)		0.9-2.6	0.106
Introdução de novos bovinos					
Sim	94	64(68.1)	3.72	2.27-6.1	0.000
Não	299	109(36.5)			
Estado da vacinação					
Sim	195	71(36.4)	0.539	0.36-0.81	0.003
Não	198	102(51.5)			

As variáveis mais significativas no modelo foram os efeitos do tamanho do rebanho, dos pontos de pastagem e de abeberamento comunitários e da introdução de novos animais nos rebanhos. Os efectivos com gado recém-introduzido estavam em risco de desenvolver a DCL do que os que não a introduziram, com OR [4,2:1 (IC 95%) 2,6-7,5]. O tamanho do rebanho foi encontrado em risco de desenvolver a doença com [OR 19:1 (95% CI) 1,4-50,4]. O contacto com ovinos e caprinos, o sistema de criação, o estado de vacinação, a fonte de água e a agroecologia não foram significativamente associados à ocorrência da doença através de uma análise de regressão logística multivariável, tal como indicado no quadro 8.

Tabela 8 . Modelo logístico multivariável para a associação de factores de risco com a prevalência de LSD

Fator	β	S.E.	OU	IC 95%	Valor de p
Tamanho do efetivo	2.962	0.912	19.3	1.4-50	0.001
Introdução de novos bovinos	1.488	0.268	4.43	2.6-7.5	0.000
Pastoreio e rega	2.670	0.954	14.443	2.23-94.0	0.005
Constante	-4.362	2.509	0.082		

Análise do impacto financeiro

Dos 267 proprietários de rebanhos que participaram no estudo, 67% referiram que o LSD afectava gravemente o seu rebanho e os restantes (33%) afectavam moderadamente, com base no número de animais afectados no rebanho. Cerca de 50% dos proprietários de rebanhos levaram os seus animais a uma clínica veterinária próxima. Das 3442 cabeças de gado investigadas que foram incluídas no estudo das estimativas de perdas financeiras, 379 animais foram afectados pela doença e 66 morreram em consequência de complicações secundárias da doença. Os parâmetros de produção da população estudada sem LSD específicos das áreas de estudo selecionadas foram obtidos de CSA (2011), conforme resumido na tabela-9.

A estrutura e o tamanho dos rebanhos dos grupos estudados foram obtidos dos proprietários dos rebanhos durante o inquérito por questionário nos distritos estudados. Cerca de 67% da composição sexual dos rebanhos era de fêmeas e os restantes 33% de machos, o que pode ser devido ao sistema de criação prevalecente, mas para a categoria de idade, a proporção de fêmeas adultas (36%) e machos (22%) dominava a composição do rebanho, seguida de vitelos, como indicado na tabela9.

Tabela 9. População de gado por sexo e grupos de idade dos resultados do questionário nos distritos de estudo

Número da função	Descrição	Soma	Percentagem
a.	Gado macho	1145	33
b.	Gado fêmea	2297	67
c.	Vitelos	727	21
d.	Touros	290	8
e.	Novilhas	458	13
f.	Vacas em lactação	790	23
g.	Vaca seca	437	13
h.	Bois de tração	740	21

Entre os 379 animais afectados dos quatro distritos, 34% eram machos e os restantes 66% eram fêmeas. Dos animais machos, os animais adultos de tração eram dominantes (48%), seguidos de 32% de touros. Entre as fêmeas, 39% eram vacas em lactação e as restantes 27% e 26% eram novilhas e vacas secas, como indicado no quadro 10.

Quadro 10. Descrição da população bovina afetada pelo LSD por sexo e categoria de idade.

Sex, age category	District				Total
	Ofla	Alamata	Yallo	Asiyta	
Male calves	3	5	9	15	32
Bulls	4	9	7	9	29
Adult male	24	28	7	9	68
Female calves	3	8	3	6	18
heifers	17	24	6	22	68
Dry female	16	16	12	21	66
lactating	15	24	13	44	98
Total	82	114	57	126	379

A incidência cumulativa anual e a mortalidade cumulativa calculadas para cada um dos grupos de sexo e idade dos grupos de estudo foram obtidas a partir do questionário. A incidência cumulativa anual média foi de 11% (IC 95%: 10-12) e a mortalidade cumulativa de 2% (IC 95%: 1-2), respetivamente. As incidências cumulativas nos machos de 11% foram semelhantes às das fêmeas de 10% (95% CI: 9-13,2 e 10-12,2) e não houve diferença significativa entre os dois sexos. A incidência cumulativa em touros e novilhas foi mais elevada 15% (IC 95%: 12-17), seguida de adultos 12% (IC 95%: 10-13), em comparação com vitelos (6%), com uma diferença significativa (p<0,05), como se mostra na tabela-11.

A mortalidade cumulativa foi maior nos machos 3% (IC 95%: 2-3) em comparação com as fêmeas 1,4 % (IC 95%: 1-2). A diferença foi estatisticamente significativa (p<0,05) e a taxa de mortalidade nos grupos etários estava altamente associada aos vitelos (IC 95%: 2-4), seguidos das novilhas e dos touros. A taxa total de letalidade foi de 17% (IC 95%: 13-22). A taxa de letalidade na categoria de sexo foi mais elevada nos machos 26,4% (IC 95%: 18-35) do que nas fêmeas 12,8% (IC 95%: 8-17). A comparação entre grupos etários mostra que os touros e as novilhas 62,5% (IC 95%: 48-77) foram significativamente afectados pela letalidade do que os vitelos 20,5% (IC 95%: 6-34) e os adultos 7,9% (IC 95%: 4-12), como se pode ver na tabela-11.

Tabela 11: Incidência cumulativa e mortalidade em diferentes grupos de sexo e idade

Categoria de idade e sexo	Total da categoria	Doença	IC 95%	Valor P
Categoria de sexo				
Masculino	1145	129 (11)	9-13.2	0.388

Feminino	2297	250(10)	10-12.2	
Total	3442	379(11)	10-12	
Categoria de idade				
Bezerro	727	40(6)	4-7	0.000
Touro/novilha	748	112(15)	12-17	
Adulto	1967	227(12)	10-13	
Mortalidade Cul.				
Categoria de sexo				
Masculino	1145	34(3)	2-3	0.002
Feminino	2297	32(1.4)	1-2	
Categoria de idade				
Bezerro	727	25(3.4)	2-4	0.000
Touros/novilhas	748	23(3.1)	2-4	
Adulto	1967	18(0.9)	0.5-1.3	
Total	3442	66	1-2	
Caso fatal	379	66(17)	13-22	
Sexo				
masculino	129	34(26.4)	18-35	0.002
Feminino	250	32(12.8)	8-17	
Total	379	66(17.4)	13-22	
Idade				0.000
Bezerro	40	25(20.5)	6-34	
Touro/novilha	112	23(62.5)	48-77	
Adulto	227	18(7.9)	4-12	
Total	379	66	13-22	

Efeito do LSD na produção de leite

A produção líquida média de leite do zebu local sem doença foi de 2,823 litros nas áreas pastoris e agro-pastoris dos distritos de estudo e no sistema de agricultura mista, 1,194 CSA (2011). A produção média líquida de leite no grupo de estudo é de 2 litros com 11,7% de incidência cumulativa das vacas em lactação. Por conseguinte, a perda de vacas em lactação que sobreviveram foi estimada nestes vários sistemas agrícolas. Nos sistemas pastoris e agro-pastoris, a perda de leite devido ao LSD foi estimada em 152,44 por vaca por lactação e no sistema de agricultura mista; foi de 59,7 litros por vaca por lactação no zebu local dos distritos de estudo. A percentagem média de perda em todos os distritos estudados foi de 3,26% (IC 95%: 3,16-3,35). A perda total foi calculada multiplicando a média de dias em que a vaca esteve doente (50 dias), a produção de leite por dia e a incidência cumulativa de animais em lactação (11,7%). A perda média total de leite em todos os distritos estudados foi de aproximadamente 9173 litros com custos médios ponderados de 100903,80 birr (5.752,85 USD).

Efeitos do LSD na produção de carne de bovino

A redução da taxa anual de abate da produção de carne de bovino foi calculada como a diminuição da taxa de abate da população estudada causada pela incidência cumulativa da doença da pele nodular. Normalmente, a taxa anual de perda da produção de carne de bovino foi referida em diferentes literaturas, variando entre 7 e 9%, tendo sido retirada uma média de 8% da taxa de perda do Ministério da Agricultura e do Desenvolvimento Rural da Etiópia (2007). Com base nestes valores, a percentagem anual de perda de produção de carne de bovino foi estimada em 1,2% (95% CI: 0-6) de redução das taxas de abate para as raças locais. Esta perda de carne de bovino foi estimada através da multiplicação de 0,08 pelo total dos grupos de estudo e pela incidência cumulativa do grupo de estudo (11%) e, finalmente, pelos preços médios ponderados para obter a perda financeira média de 139500birr (7 948,04 USD). O grupo de estudo considerado aqui foi de 3376, tendo sido deduzidos os animais mortos para evitar a dupla contagem.

Efeito do LSD na potência de tração

A duração média da perda de potência de tração foi estimada em 20 dias não trabalhados por ano para os bois de tração que adoeceram com LSD e a perda percentual estimada foi de 2,56% (95 CI: 2,4-2,7). A perda média da força de tração em áreas sedentárias foi de 72.000 birr (4.102,21 USD), o que se deveu ao facto de os agricultores destas áreas manterem gado com o objetivo principal de utilizar os bois para a produção agrícola. A perda média foi calculada com base na multiplicação da incidência cumulativa para os 8% de força de tração sobreviventes, o grupo de estudo de bois de tração, os dias de trabalho estimados e, finalmente, o serviço de trabalho de tração ou aluguer, que representam a média de 100800 birr (5.743,10 USD). Os bois de tração mortos foram deduzidos dos bois de tração em risco de desenvolver a doença.

Mortalidade devida ao LSD e custos do tratamento

O preço médio ponderado dos custos totais dos animais mortos foi de 289650birr (16.502,86 USD). As despesas incorridas com o tratamento da doença, bem como os custos de oportunidade da mão de obra, foram calculados com base nas informações obtidas junto do veterinário distrital, mas a vacinação foi fornecida gratuitamente aos agregados familiares. O custo da mão de obra foi calculado com base na percentagem de agricultores que levaram os seus animais doentes à clínica. A partir do questionário, verificou-se que 20% dos pastores e 80% dos agricultores de sistemas agrícolas mistos traziam os seus animais para a clínica, sendo a percentagem média de 50% e tendo em conta uma média de três dias para que o paciente externo terminasse o medicamento administrado. Com base nisso, 190 dos animais doentes foram tratados, com 50% dos proprietários de rebanhos 134 indivíduos com 35 perídios durante os três dias estimados. O custo médio de 14070 ETB para o custo de mão de obra e 10450 ETB para o custo médio, um total de 24.520 birr (1.397,03 USD) foi desperdiçado. As perdas globais de produção de todos os parâmetros foram (663.271,00 ETB=37.789,99 USD).

Tabela 12. Estimativa média das perdas de produção e dos custos estimados

Financial loss			Percentag e loss (%)	Average production loss	Max	Average	Min
Milk loss	Pastoral and agro pastoral		3.26	7622	91464	83842	76220
	Mixed crop livestock			2269	27228	24959	22690
	Total			9891	118692	108801	98910
	Average of districts			9173	110076	100903	91730
Total work output loss	Pastoral and agro pastoral		2.52	320 days	32000	28,800	25600
	Mixed crop livestock			800 days	80,000	72,000	64,000
	Total			1120	112,00	100,800	89,600
Annual beef off take reduction			1.2	30	225000	139500	54000
Annual mortality loss total	calf	25			65000	52500	40000
	Bull/heifer	23			149500	113850	78200
	Adult	18			147600	123300	99000
	Total	66			**362100**	**289650**	**217200**
Total treatment costs					11400	10450	9500
Opportunity labor cost					---------	14070	---------
Averaged Total costs					843262	663271	438280

As perdas totais decorrentes dos vários parâmetros foram geralmente fixadas por perdas percentuais para cada parâmetro. As perdas mais importantes foram devidas à morbilidade da doença (53%), seguidas da mortalidade (44%) da doença e, em menor grau, as perdas devidas aos custos de tratamento e aos custos de oportunidade do trabalho.

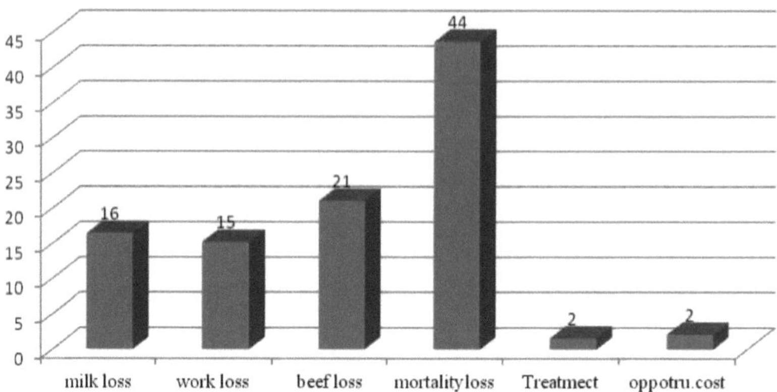

Figura 3. Histograma da perda financeira de LSD devido a diferentes parâmetros de produção

Análise de sensibilidade

De acordo com os resultados da análise de sensibilidade, a redução da perda de carne de bovino está altamente sujeita a incertezas devido à estimativa grosseira da percentagem existente da taxa de perda, que foi considerada como uma média de 8% estudada em 2007, e esta incerteza nos resultados de um modelo pode ser atribuída a estas e a outras fontes de incerteza nos dados do modelo relativos à perda de carne de bovino. O custo do tratamento contribui com uma variação quase insignificante para a estimativa global. O custo de oportunidade da mão de obra não foi incluído no modelo, porque o seu valor contém apenas a estimativa mais provável sem limites inferior e máximo.

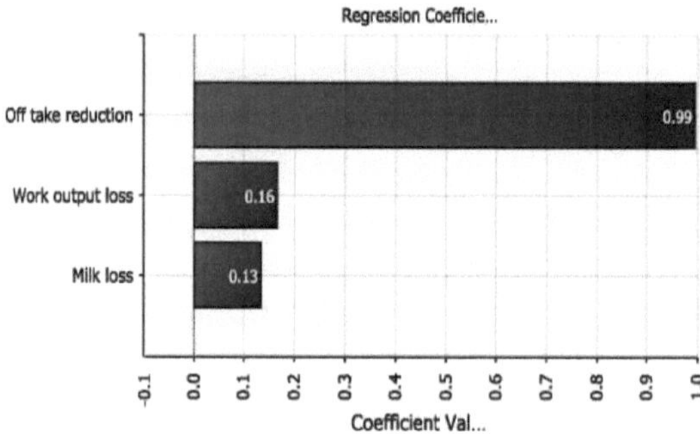

Figura 4. Sensibilidade das variáveis estimadas calculadas pelo coeficiente de regressão

Benefício financeiro do controlo do LSD

O cálculo do benefício obtido com o controlo da doença foi feito com base na prevalência da doença obtida a partir da avaliação dos factores de risco ao nível do animal individual (7,4%) e tendo em conta a natureza endémica desta doença na população-alvo dos distritos em estudo. As variáveis para os parâmetros de produção da lactação, dos bois de tração e da produção de carne de bovino foram retiradas da estimativa da perda financeira da doença. Os novos custos (custo de vacinação) e as receitas perdidas foram zero, como resultado da vacinação gratuita e dos custos de mão de obra barata. As novas receitas obtidas resultaram do aumento da produção de leite, de carne de bovino e de bois de tração e dos custos economizados com o tratamento da doença.

Quadro 13: Benefícios brutos totais obtidos com o controlo das doenças

Parâmetros	Benefícios obtidos
Aumento da produção de leite	2,924,254.3
Aumento da produção de carne de bovino	8,701,210.670
Aumento da potência de projeto	8,190,468
Custo do tratamento Poupado	1,220833.13
Total	21,036766.10= 1,198,573.67 USD

CAPÍTULO 5. DEBATE

A doença da pele nodosa é uma doença de notificação obrigatória e causa graves perdas económicas devido à morbilidade e à mortalidade. O controlo da doença com base na informação epidemiológica e económica analisada pode resultar em benefícios financeiros para os proprietários dos rebanhos. Por esta razão, o estudo da prevalência da doença é de extrema importância para determinar o estado, os factores de risco e o impacto da doença numa determinada área. No presente estudo, a investigação da doença baseou-se no diagnóstico da doença efectuado pelos agricultores, na sua experiência de observação dos sintomas clínicos aparentes nos seus efectivos e na consulta de veterinários nos distritos estudados para obter dados sobre os relatórios de surtos. Devido ao facto de ser difícil obter dos agricultores dados sobre os animais doentes individuais e os factores de risco associados, apenas se avaliou a prevalência da doença ao nível dos rebanhos e os factores de risco associados.

As doenças de pele mais comuns, como a demodicose, a dermatofilose e os vermes anelares, foram tidas em consideração para o diagnóstico diferencial durante o inquérito. A resposta dos proprietários dos rebanhos sobre os sintomas da DCL foi verificada através de perguntas adicionais sobre a doença. As únicas limitações que poderiam afetar a prevalência do efetivo a partir da observação clínica da doença pelos criadores eram as formas ligeiras da doença. O problema que se colocou durante a recolha de dados foi o facto de alguns proprietários de rebanhos se terem abstido de fornecer informações sobre o tamanho e a composição dos rebanhos, o que constituiu uma razão para a falta de dados recodificados sobre a dinâmica dos rebanhos. Alguns dos criadores também acreditavam que uma única vacina pode proteger contra todos os tipos de doenças e, quando questionados sobre a vacinação contra a DCL, não a identificavam com as outras. Por esta razão, para recolher dados sobre a vacinação, decidimos visitar os dados registados nos respectivos distritos.

Prevalência de LSD e análise de factores de risco

O presente estudo indicou que a magnitude do impacto do LSD e a sua frequência de ocorrência variavam em diferentes zonas. A prevalência média de LSD a nível dos efectivos neste estudo foi de 44%, o que está de acordo com diferentes relatórios (Thomas, 2002; CFSPH, 2008; Brenner *et al,* 2009). Na Etiópia, a prevalência de LSD observada ao nível dos efectivos foi de 22,3%, 55,2% e 43,5% nas zonas altas, médias e baixas, respetivamente, com uma prevalência média de 42% (Getachew *et al.,* 2010). Também foi registada uma seroprevalência média de 46% em três zonas agroclimáticas de terras altas, terras médias e terras baixas da Etiópia (Getachew et al., 2012). As semelhanças observadas entre os diferentes resultados podem dever-se à ocorrência da doença em todos os ecótipos (Davies, 1991) e o surto da doença foi principalmente associado à prevalência de vectores de insectos, à suscetibilidade do hospedeiro, à densidade do gado na pastagem e na fonte de água, aos sistemas de criação, às estações húmidas e às condições agro-ecológicas, à presença de condições climáticas húmidas e húmidas, às actividades de mercado e à introdução de novos animais de áreas distantes sem rastreio (Ali et al,2006;Tuppurainen e Oura,2011).

A doença era muito prevalente na região de Afar, em comparação com a região de Tigray. Este facto pode dever-se à congregação de animais em torno dos pontos de água e de pastagem e à migração em massa dos animais em busca de água e de pasto, bem como à posse de grandes manadas como principal local de permanência (Bossche e Coetzer, 2008). Quando grandes manadas se reúnem em torno das massas de água, a presença de animais infectados contamina as pastagens e as fontes de água, libertando o vírus através da saliva e das secreções nasais, e os vectores sobrevivem e reproduzem-se perto dessas massas de água, aumentando assim a taxa de picada do inseto; alimentam-se dos animais infectados e transmitem o vírus ao hospedeiro suscetível (Tuppurainen e Oura, 2011). Pelo contrário, a população bovina na região de Tigray era mantida principalmente para fins de força de tração e não era comum um único agricultor manter grandes rebanhos, não havendo movimentos em massa de rebanhos em busca de água e pasto, o que poderia ser a possível razão para a menor prevalência da doença.

Tanto a nível dos efectivos como dos animais, a prevalência da doença em Asiyta foi elevada em comparação com as outras. Tal pode dever-se às condições climáticas húmidas e à presença de água em excesso e irrigada na zona, o que pode facilitar as condições de reprodução dos insectos vectores e aumentar a transmissão da doença (Davies, 1991; Ali *et al.*, 2006; Tuppurainen e Oura, 2011). Presume-se que as condições climáticas húmidas com a estação das chuvas e o fim dos longos meses chuvosos possam estar associadas ao aumento da população de moscas varejeiras. A prevalência a nível animal observada neste estudo foi de 7,4 %. Foram comunicados resultados semelhantes na Etiópia (8,1%) (Getachew et al., 2010) e uma prevalência ligeiramente superior (10%) no Quénia (Davies, 1991). (A taxa de mortalidade aparente no presente estudo foi de 1,92%, o que foi concordante com 1,8% dos resultados recentemente comunicados no Egito por Salib e Osman (2011) em bovinos egípcios.

A LSD estava sobretudo associada a estações chuvosas e húmidas ou a climas húmidos. Os meses de verão do outono e o início do outono podem estar associados ao aumento das populações de moscas que se alimentam do sangue dos animais (Tuppurainen, 2005). Com base nos resultados dos inquiridos, a frequência da ocorrência da doença atingiu o seu pico no verão e no outono, nos meses de agosto e setembro, na área de estudo. A ocorrência da doença foi relatada em diferentes áreas, uma vez que está associada à estação das chuvas ou ocorre em zonas húmidas baixas (Bagla, 2005; Ali *et al.*, 2006; Getachew et al., 2010), que relataram a ocorrência no Egito e na Etiópia, respetivamente.

Na análise de regressão logística universal, o maneio comunal da pastagem e do abeberamento, a introdução de novos animais no rebanho, a dimensão do rebanho, o sistema de exploração e as fontes de abeberamento foram factores de risco associados à prevalência da DCL. Os rebanhos em pontos de pastoreio e abeberamento colectivos tinham um risco seis vezes maior de desenvolver a doença do que os rebanhos que pastavam separadamente. A mistura de diferentes rebanhos de várias áreas aumenta a frequência do contacto entre rebanhos, aumentando a possibilidade de propagação da infeção em resultado da mistura de rebanhos infectados com animais não infectados Ocaido *et al.* (2009). A LSD pode transmitir-se através da partilha dos mesmos pontos de pastagem e de abeberamento, uma vez que o vírus é libertado na saliva e noutras secreções corporais e contamina a água e os alimentos (Tuppurainen e Oura, 2011). Os animais esfregam-se uns nos outros em contacto próximo e em feridas abertas; o vírus pode transmitir-se ao hospedeiro suscetível, uma vez que a concentração elevada do vírus se encontra na pele (Thomas, 2002). O aumento da frequência de alimentação sanguínea múltipla dos vectores aumentaria a probabilidade de propagação da infeção nestes efectivos (Tuppurainen e Oura, 2011; Getachew et *al.*, 2011).

A introdução de novos animais no rebanho estava altamente associada à prevalência de LSD e o risco de contrair a doença era quatro vezes superior ao dos que não introduziram novos animais. Os proprietários de rebanhos trouxeram novos animais sem efetuar testes, o que pode implicar riscos de surtos maciços devido à introdução de animais infectados (Getachew *et al.*, 2011; Tuppurainen e Oura, 2011);

Salib e Osman, 2011). Observou-se que a fonte de água para os rebanhos perto das aldeias está associada à ocorrência do surto devido ao pastoreio dos rebanhos perto destes cursos de água, do delta do rio e das bacias, particularmente durante a escassez de chuvas, sendo este o local adequado para a multiplicação dos insectos vectores que desempenham um papel importante na transmissão do vírus (Ali *et al.*, 1990; Davies 1991).

O tamanho do rebanho também foi associado ao surto de DCL e os proprietários de rebanhos médios estavam duas vezes em risco em comparação com os de rebanhos mais pequenos e os rebanhos maiores estavam oito vezes em risco de desenvolver a doença do que os rebanhos mais pequenos, o que pode dever-se ao facto de os agricultores com rebanhos maiores se deslocarem de um local para outro em busca de alimentação e pasto e interagirem com vários rebanhos (Kumar, 2009; Getachew *et al.* (2010). Verificou-se que o sistema de exploração agrícola está associado à ocorrência de DCL, particularmente com a pastorícia e a agro-pastorícia duas vezes mais em risco do que a sedentária, sendo altamente prevalente na agro-pastorícia (Ocaido *et al.* 2009). O contacto com ovinos e caprinos, a variação agro-ecológica e o estado de vacinação não foram associados à prevalência da doença, o que pode dever-se à adaptação parcial do vírus, à proximidade das áreas de estudo e à vacinação dos animais após a ocorrência de surtos da doença (Getachew *et al.*, 2010).

As variáveis que se verificou serem adequadas ao modelo final foram o tamanho do efetivo, os pontos de pastagem e de abeberamento comuns e a introdução de novos animais no efetivo. A introdução de animais vivos em novos rebanhos ou áreas foi considerada como um dos principais factores de propagação da doença na zona e foi citada como um dos métodos de propagação da doença a nível local e nacional (Ali *et al.*, 2006; Getachew, 2010; Salib e Osman, 2011). O pastoreio comum e os pontos de abeberamento estavam entre os factores para a dinâmica de surto de LSD em rebanhos mais próximos, com aumento da taxa de insectos que picam (Kumar, 2009; Getchew *et al.*, 2010; O tamanho do rebanho aumenta a probabilidade de infeção em áreas de pastoreio e abeberamento e está sujeito a viagens de longa distância que aumentam a taxa de incidência de surto da doença (Kumar, 2009; Magori-Cohen *et al.*, 2012).

Impacto financeiro

O gado é importante para apoiar os meios de subsistência dos agricultores, consumidores, comerciantes e trabalhadores pobres em todo o mundo em desenvolvimento (Mohiddin, 2009). Estes vão desde os pastores, para quem o gado é o principal sustento, até aos agro-pastores e ao sistema agrícola misto. As doenças dos animais são condicionalismos cruciais e, por conseguinte, os animais das pessoas pobres são particularmente vulneráveis às doenças devido às despesas, à ausência ou à inadequação dos factores de produção e de saúde animal (FAO, 2011). A avaliação do impacto financeiro das doenças dos animais foi um dos quadros gerais da economia da saúde animal e, a partir do quadro dos meios de subsistência, foram estimados apenas alguns parâmetros com um modelo simples, que são sobretudo impactos diretos que podem ser quantificados por valores monetários. Para a avaliação da perda financeira de várias doenças animais, foi necessária a integração da epidemiologia veterinária e da economia da saúde animal (Mlangwa e Samui, 1996).

As perdas financeiras da DCL foram calculadas com base na investigação epidemiológica de que o impacto financeiro da doença seria possível e, em primeiro lugar, foram determinadas as variáveis epidemiológicas. Quando as perdas financeiras foram estimadas, as perdas físicas da doença foram primeiro estimadas em termos de mortalidade, redução da produção de carne, redução do leite e força de tração, seguindo-se as perdas de valores monetários. Os custos de tratamento e o custo de oportunidade do trabalho para o proprietário do rebanho também foram considerados. Parâmetros como a amamentação do animal doente em casa, o efeito da doença na infertilidade, aborto, danos permanentes da pele, crescimento retardado, contribuição do estrume para combustível, estrume, custos de alimentação dos animais e outras consequências socioeconómicas não foram tidos em consideração devido à falta de dados fiáveis e à limitação de tempo.

A doença da pele grumosa é uma das doenças graves que pode exercer um peso económico nas comunidades agrícolas pobres e no PIB da nação. Tal como relatado no Egito por Ali *et al.* (1990), a doença constitui uma ameaça à segurança alimentar para a subsistência dos agricultores pobres. Tanto na população estudada em risco de desenvolver a doença como nos animais doentes, a proporção de fêmeas era maior, o que pode dever-se ao facto de a criação de gado ter diferentes objectivos, particularmente em áreas de sistemas agrícolas pastoris e agro-pastoris, em que os criadores de gado eram altamente dependentes do gado e dos seus produtos, mas nos agricultores do sistema de produção animal de culturas mistas, o principal objetivo da criação de gado era a tração.

A incidência cumulativa entre as categorias de sexo indicou que não havia diferença significativa entre os grupos de machos e fêmeas, o que indica que ambos os sexos são igualmente susceptíveis à doença, mas a comparação entre diferentes grupos etários de gado mostrou que havia uma alta incidência cumulativa em novilhas e touros, o que pode ser devido a problemas de gestão, uma vez que foi dada mais atenção aos animais em lactação e, no mesmo caso, ao sistema de criação mista, foi dada mais atenção aos bois de tração do que às consequências biológicas da doença. A razão pela qual os vitelos não ficaram mais infectados pode dever-se à proteção materna das mães que os protegem (Barnard et al., 1994).

A mortalidade na categoria etária dos vitelos foi elevada, o que pode dever-se à gravidade da doença nos vitelos, mas a taxa de mortalidade das novilhas e dos touros continua a ser elevada, o que pode dever-se a razões semelhantes. A mortalidade também foi mais elevada nos machos do que nas fêmeas, devido à maior carga de trabalho das fêmeas, em particular durante a época de colheita, em que não havia alimentos em abundância e, pelo contrário, trabalhavam mais e ficavam muito stressados, o que corresponde a Getachew *et al.* (2011).

As perdas de produção devidas à DCL variaram em diferentes parâmetros, consoante a finalidade do efetivo pecuário. A LSD é uma doença das vacas em lactação que provoca uma redução acentuada da produção de leite até 50% nos efectivos infectados (Woods, 1988), o que pode dever-se a complicações secundárias de mastite e mal-estar generalizado (Tuppurainen e Oura, 2011). Outro relatório de Kumar (2011) refere que a doença resulta numa queda da produção de leite de 40-65%. Estes resultados indicam que a doença é muito importante do ponto de vista económico, particularmente para os criadores de gado cuja base é o gado e os seus produtos. Relatórios semelhantes da Etiópia por Getachew *et al.* (2011) mostraram que a produção de leite era mais elevada nos animais cruzados do que nos zebuínos locais. O presente estudo compara a variação no sistema de criação em diferentes distritos e observou-se uma elevada perda de leite na pastorícia e na agro-pastorícia, sendo a principal razão para tal a elevada prevalência da doença e a manutenção de uma grande proporção de vacas para ordenha e outros produtos.

A estimativa das perdas da taxa de abate de bovinos devido à interferência da doença da pele nodular foi considerada no estudo (Thomas, 2002). A incidência da DCL teve um grande impacto na dinâmica dos efectivos das explorações de carne de bovino, uma vez que a doença provoca emaciação e um longo período de convalescença que leva vários meses a recuperar. Este facto pode causar a perda de oportunidades de mercado ou a redução da produção excedentária das famílias (Tuppurainen e Oura, 2011). A doença tem também um efeito debilitante a longo prazo e um longo período de eliminação, podendo também causar mortalidade em diferentes grupos etários (CFSPH, 2008).

A LSD é uma das doenças dos animais de tração que interfere com a subsistência dos agricultores durante o cultivo da terra durante a época de colheita do ano (Thomas, 2002). Os animais de tração doentes com LSD não conseguem trabalhar corretamente devido a claudicação, febre generalizada, perda de apetite e factores de stress da doença. Durante estas estações, os agricultores sofrem de falta de energia para além dos custos estimados, uma vez que as flutuações da precipitação os afectam. Se não cultivarem e semearem as culturas atempadamente, passarão fome, pois as culturas que produzem são a sua alimentação anual (CFSPH, 2008). Os agricultores também não podiam pagar os animais de tração contratados durante estas estações. Assim, a doença é uma questão de segurança alimentar nos agregados familiares pobres.

As perdas totais médias das doenças foram somadas a 663271 ETB dos animais doentes e, ao serem discriminadas por agregado familiar individual, perderam uma média de 2484 ETB de um rebanho médio composto por 11 cabeças anualmente e 193 ETB das explorações médias ao nível dos animais e este resultado foi superior ao relatório de Getachew *et al.* (2010) em 106,2236 e isto pode dever-se ao aumento exponencial dos preços do gado e dos produtos pecuários e à grande propagação de doenças em todo o país. Entre os principais constrangimentos dos sistemas de produção animal, a doença e a consequente mortalidade foram um dos factores responsáveis pelo agravamento da economia familiar (CFSPH, 2008). Conforme indicado no estudo, 53% das perdas totais foram devidas à morbilidade da doença; as perdas de produtividade devidas ao leite, à carne de bovino e à força de tração foram comparáveis às perdas por mortalidade, que representaram 44% das perdas totais. Do total das perdas, 97% foram devidas à mortalidade e à morbilidade e os restantes 3% resultaram dos custos de tratamento. Dos custos de tratamento aqui considerados, 50 % foram utilizados para os custos de tratamento para a prevenção de complicações secundárias e os restantes 50 % foram os custos de oportunidade da mão de obra.

A partir destes resultados, o benefício obtido com o controlo da doença é economicamente viável, uma vez que a DCL pode ser controlada através da vacinação em massa dos efectivos antes da chegada da estação das chuvas. Como Preeze (2006) referiu, os animais podem desenvolver uma imunidade sólida após a recuperação da infeção e, em áreas endémicas, o gado deve ser vacinado todos os anos para prevenir e manter sob controlo a perda grave da doença e a consequente perturbação da segurança alimentar. O benefício líquido obtido pelos proprietários de rebanhos vai além disso, pois há vários benefícios obtidos com o controlo da doença, mais do que o presente estudo considerou em três parâmetros: leite, carne de bovino e força de tração. A doença é altamente prevalecente no mundo em desenvolvimento, onde a maioria das pessoas depende direta e indiretamente do gado e dos seus produtos de África e do Médio Oriente, e necessita de uma empresa comum para ser controlada com custos de controlo viáveis.

CAPÍTULO 6. CONCLUSÕES E RECOMENDAÇÕES

Durante o presente estudo, a prevalência geral ao nível do efetivo foi determinada em 44% e os principais factores de risco associados à ocorrência do surto da doença foram a introdução de um novo animal no efetivo, o tamanho do efetivo, os pontos de pastagem e de abeberamento comunitários e as estações húmidas do ano, particularmente o início do outono. As perdas financeiras associadas à ocorrência da doença foram estimadas em 193 ETB por ano para uma única cabeça de gado. O benefício financeiro líquido obtido com o controlo da doença foi de 70 ETB por cada cabeça de gado. Com base nestas conclusões, são apresentadas as seguintes recomendações.

> Deve ser criada uma consciência entre os proprietários de gado sobre as medidas preventivas da doença utilizando vacinas antes da chegada da estação das chuvas

> Os proprietários de efectivos devem ser sensibilizados para o isolamento de animais clinicamente doentes e recém-introduzidos, com especial ênfase para os que utilizam pontos de abeberamento e de pastagem comuns e os que têm efectivos maiores

> Os proprietários de rebanhos devem ter uma boa compreensão da magnitude dos prejuízos económicos da doença, de modo a poderem praticar medidas de controlo para melhor beneficiarem dos seus efectivos

> A profilaxia e a vacinação de controlo devem ser alargadas a estas zonas, uma vez que a doença afecta a doença causa perdas significativas na produção de leite, na força de tração da carne, danos permanentes na pele e outras perdas

> Nas zonas pastoris e agro-pastoris, os problemas de acesso às vacinas devem ser resolvidos de forma adequada antes da chegada da estação seca, quando os animais migram em busca de pasto e água

REFERÊNCIAS

Abbott, J.C. e Makeham, P.(1979). Agricultural economics and marketing in the tropics *Longman*, Harlow, U.K.

Abdalla, A., Rodrguez e Heaney.A.(2000). Australian Bureau of Agricultural resource Economics, conferência "Animal Health in Australia, Securing our Future", The economic value of Animal disease control measures in Australia.

Alexander, R.A., Plowright, W., e Haig, D.A.(1957). Agentes citopatogénicos associados à doença da pele grumosa do gado. *Bull. Epiz. Dis.Afr., 5:489-492.*

Ali, A.A., Esmat, M.,Attia, H.Selim, A. e Abdel-hamid, Y.M.(1990). Clinical and Pathological Studies of on the lumpy skin disease in Egypt (Estudos clínicos e patológicos da doença de pele irregular no Egito). *The veterinary record, 127:549-550.*

Asfaw ,W.(2003). Influência das doenças animais e da regulamentação sanitária no comércio de exportação de gado e casos de restrições à exportação.

Assegied, B.(1991). Estudo epidemiológico das principais doenças de pele dos bovinos: Southern Range Lands. Tese de Mestrado em Medicina Veterinária, AAU, FVM, Debre Zeit, Etiópia.

AUSVETPLAN.(2009). Plano Australiano de Emergência Veterinária, Estratégia para as Doenças, Doença da pele nodular.

Azage, T, (1998). Cattle improvement for sustainable draft power use in Ethiopian Agriculture, Ethiopian Agricultural Research Organization and International Livestock Research Institute, Proceedings of National Oxen Traction Research Review and Strategy Workshop, Debre Zeit, Ethiopia. pp. 43-52. 43-52.

Ayre-smith, R.A., (1960). O sintoma e o diagnóstico clínico do vírus da doença da pele grumosa. *Registos Veterinários, 72:469-472.*

Babiuk, S., Bowden.T.R., Boyle .D. B., Wallace D. B. e Kitching R. P.(2008). Capripoxvírus: An Emerging Worldwide Threat to Sheep, Goats and Cattle (Uma Ameaça Mundial Emergente para Ovinos, Caprinos e Bovinos*). Transboundary EmergegingDisease. 55(7):263-72.*

Bagla ,P.V.(2005). A demonstração do vírus da doença da pele grumosa no sémen de touros infectados experimentalmente utilizando diferentes técnicas de diagnóstico, tese de mestrado.

Barnard, B.H.J.,Munz, E., Dumbell,K. e Prozyesky, L.(1994). Lumpy skin disease. In: *Infectous disease of livestock* with special reference to South Africa.1:604-612.

Bengis, R.G. e Erasmus J.M. (1988). Wildlife diseases in South Africa: *a review, Rev. sci. tech. Off. int. Epiz., (4): 807-821.*

BiruA.,EsheteB.,AdemA.(2010). Membros da equipa de trabalho regional e federal, Estado nacional regional de Afar, Programa de plano de adoção às alterações climáticas.

Bossche, P. V.d. e Coetzer, J.A.W.(2008). Alterações climáticas e saúde animal em África. *Rev. sci. tech. Off. int. Epiz. 27 (2):551-562.*

Brenner ,J., Haimovitz , M., Orone E., Stram Y., Fridgut O., Bumbarov V., Kuznetzova, L., Oved Z., Waerrman A.,Garazzi S., Perl S., Lahav D., Edery N. & Yadin H., (2006). Doença da pele grumosa (LSD) num grande rebanho leiteiro em Israel. *Isr. J. Vet. Med, 61:73-77.*

Bruce F., Eldridge, Edman J. D., 2004.Medical Entomology: A Textbook on Public Health and Veterinary Problems Caused by Arthropods. Vírus do Capripox Doença da pele nodosa.488p.

Buller, R. M., Arif B. M., Black D. N., Dumbell K. R., Esposito J. J. (2005). Virus Taxonomy: Classification and Nomenclature of Viruses. Oitavo relatório do Comité Internacional de Taxonomia dos Vírus, pp.117-133. Elsevier Academic Press, San Diego.

Capistic,P.B. & Coakly, Y. W. (1961). Proteção dos bovinos contra a doença da pele com grumos. Ensaios com uma vacina contra a infeção do tipo Neethling. *Res. Vet. Sci., 2:362-368.*

Carn ,V.M., (1993). Controlo das infecções por capripoxvírus. *Vaccine,* **11:**1275-1279.

Carn,V.M.,(2002) . Controlo das infecções por Capripoxvirus **11(13):** 1275-1279.

Carn,V.M. and Kitching,R.P.(1995).An investigation of the possible route of the transmission of lumpy skin disease virus (Neethling virus). *Epidemiologia e infeção. 114:219-226.*

Carter ,G.R., Wise, D.J. e Flores ,E.F.(2005). A Concise Review of Veterinary Virology, G.R. Carter, D.J. Wise e E. Furtado Flores (Eds.) International Veterinary Information Service, Ithaca, New York, USA.

CFSPH .(2008). Centro de Segurança Alimentar e Saúde Pública, Universidade do Estado de Iowa, Faculdade de Medicina Veterinária e Instituição de Cooperação Internacional em Biologia Animal, um centro colaborador da OIE.

Chihota ,C. M., Rennie, L.F., Kitching, R.P. and Mello,R P. S. (2003).Attempted mechanical transmission of lumpy skin disease virus by biting insects, *Medical and Veterinary Entomology 17:294-300.*

Comité para a gestão dos recursos genéticos mundiais (1993).

Coetzer, J. A. W. e Venter, E. H. (2010). Um papel potencial para os vectores de carraças ixodídeas (duras) na transmissão do vírus da doença da pele irregular em bovinos. *Doenças Transfronteiriças e Emergentes. 58:93-104.*

CSA. (2011).República Federal Democrática da Etiópia, Agência Central de Estatística. Inquérito de amostragem agrícola: Caraterísticas do gado e da pecuária. *Boletim estatístico 505,* Adis Abeba, Etiópia.

Davies, F.G., Kraussh, Lund, L.J. e Taylor M. (1971). The laboratory diagnosis of lumpy skin disease. *Res. Vet.Sci,* **12:**123-127.

Davies, F.G.(1981). Lumpy skin disease. In: Virus Diseases of Food Animals, Gibbs EPJ (ed), *Academic Press, Londres, 2 :751--764.*

Davies, F.G.(1991a). Lumpy skin disease of cattle: Um problema crescente em África e no Próximo Oriente. *world Animal Review*;**68**:37-42.

Davies, F. G. (1991b). Lumpy skin disease, an African capripoxvirus disease of cattle. Br. Vet. J. **147**:489-503.

Diesel, A.M.(1949). The Epizootiology of Lumpy Skin Disease in South Africa (Epizootiologia da doença da pele nodosa na África do Sul). In Proceedings of the 14th International Veterinary Congress, Londres, Reino Unido, pp.492-500.

Dohoo, I., Martin, W., Stryhn, H. (2003). Measures of Associations, Veterinary Epidemiological Research, 2nd edition, Canadá.pp121-137 e pp65-82.

FAO. (2009). Organização das Nações Unidas para a Alimentação e a Agricultura, The State of Food and Agriculture. Pecuária, segurança alimentar e redução da pobreza.pp32-50.

FAO, (2011). Organização das Nações Unidas para a Alimentação e a Agricultura, Estimating the costs of diseases and the benefits of their control, The FAO Corporate Document Repository houses, FAO documents and publications, as well as selected nonFAO publications, in electronic format.

Getachew, G.,Bonnet ,P.,Roger,F. c Waret-Szkuta,A.(2011). Epidemiological aspects and Financial Impacts of the Lumpy Skin Disease in Ethiopia, tese de doutoramento.pp87- 110.

Getachew,G.,Waret-Szkuta,A.,Grosbois,V.,e Jacquite,P.(2010). Factores de risco associados à doença clínica da pele com grumos observada na Etiópia. Tese de doutoramento.PP68-84.

Getachew,G.,Grosbois ,V., Waret-Szkuta ,A., Babiuk S, Jacquiet P, Roger F.(2012). Doença de pele lumpy na Etiópia: Estudo de seroprevalência em diferentes zonas agro-climáticas.p1

Geering, W.A., Forman, A.J. e Nunn, M.J, 1995. Exotic Diseases of Animals: A Field Guide for Australian Veterinarians, Bureau of Resource Sciences, Australian Government Publishing Service, Camberra.

Green,H.,(1959). Lumpy skin disease; its effect on skin and hide and a comparison in this respect with some other skin diseases. *Boletim das epizootias de África, 7:63-79.*

Greth,A, Gourreau,J.M., Vassart,M., Nguyen-Ba-Vy, Wyers,M., Lefevre.P.C.,(1992). Capripoxvirus disease in an Arabian oryx (Oryx leucoryx) from Saudi Arabia. *J Wildl Dis. 28(2):295-300.*

Haig, D.H., (1957). Lumpy skin disease. *Boletim das Epizootias de África 5:421-430.*

House, J.A., (1990). Lumpy Skin Disease. In Proceedings of the 93rd Annual Meeting of the United States Animal Health Association, Las Vegas, Nevada, .Pp.305-314.

House, J.A., Wilson, T.M., Elnakashly, S., Karim, I.A., Ismail, I., ELDanaf, N., Moussa, A.M., e Ayoub, N.N.,(1990). Isolamento do vírus da doença da pele grumosa e do herpesvírus bovino-4 de bovinos no Egito. *J. Vet. Diagn. Invest.2: 111-115.*

http://tinyurl.com/PastoralTrade

http://tinyurl.com/IGADLivelihoods

http://www.absoluteastronomy.com/topics/Tigray-Tigrinya pessoas

http://www.absoluteastronomy.com/topics/Tigray-Tigrinya pessoas

http://www.vet.uga.edu/vpp/gray book/Handheld/lshtm

http://www.fao.org/Wairdocs/ILRI/x5436E/x5436e09.htm

http://tinyurl.com/IGADLivelihoods

ILCA. , (2000). Tendências Económicas; Perspectivas de Produção Pecuária para a África Tropical no ano *2000.ILCA Bulletin No.10.* ILCA, Adis Abeba, Etiópia.

ILRI. (2002). Instituto Internacional de Investigação Pecuária, Distrito de Alamata.

ICTV (2002), Comité Internacional de Taxonomia de Vírus, Taxonomia do vírus da varíola.

Ireland, D.C., e Binepal, Y.S., (1998). Deteção melhorada de capripoxvírus em amostras de biópsia por PCR, *Journal of Virological methods,*74:1-7.

Irons, P.C., Tuppurainen, E.S.M., e Venter, E.H., (2005).Excreção do vírus da doença da pele grumosa no sémen de touro. Dissertação de mestrado.

Kholy, A.A.E., Soliman, H.M.T. e Abdelrahman,K.A., (2008). Reação em cadeia da polimerase para o diagnóstico rápido de uma incursão recente do vírus da doença da pele grumosa no Egito, Veterinary Serum & Vaccine Research Institute. *Arab J. Biotech, 11 (2): 293302.*

Kitching, R.P. e Mellor, P.S.,(1986a). Transmissão do capripoxvírus por insectos. *Research in Veterinary Science 40:255--258.*

Kitching ,R.P. & Smale ,C.,(1986b). Comparação das dimensões externas de isolados de capripoxvírus. *Res. Vet. Sci.*41:425-427.

Kitching, R.P., Bhat,P.P.,and Black ,D.N.,(1989).Characterization of the African Strain of Capri pox virus, AFRC Institute for animal Health Pirbright laboratory ,*Epidemic.Inf. 102:335-343.*

Kitching, P., e Carn, V., (2000). O envolvimento da vida selvagem e dos insectos vectores na epidemiologia da doença de pele Lumpy na África do Sul.

Kumar,S.M.,(2009). An outbreak of Lumpy Skin Disease in a Holstein Dairy Herd in Oman: A Clinical report, Asian Journal of Animal and Veterinary Advances **6(8)**:851- 859.

Perfil dos meios de subsistência de Tigray (2007). Zona de subsistência de terras altas de Alaje-Ofla, Tigray, Etiópia.

Plano de emergência para a doença de pele nodular nos Países Baixos. (2002). Serviços Veterinários, Ministério da Agricultura e Pescas. pp1-22.

Mac Owen, K.D.S.,(1959). Sobre a epizootiologia da doença da pele com grumos durante o primeiro ano da sua ocorrência no Quénia. *Bull. Epiz. Dis. Afr., 7:7-20.*

Magoricohen,R.,Louzoun,Y.,Herziger,Y.,Oron,E.,Arazi,A.,Tuppurainen,E.,Shipgel,Y.N.,Klement,E ., (2012).Modelação matemática e avaliação das diferentes vias de transmissão do vírus da doença da pele com grumos, *Veterinary Research 43:1.*

Mathews, R.E.F., (1982).Classificação e nomenclatura dos vírus. Intervirol.**17**:1-99.

McFadden, G., (2005). Poxvirus tropism. *Nat. Rev. Microbiol.* **3**:201-213.

Merk Veterinary Manual, (2011). Sistema Integumentar : Pox Diseases : Doença da pele grumosa ,Impacto económico da doença da pele grumosa.

Mlangwa, J.E.D., e Samui, K.L., (1996).The nature of Animal health Economics and Veterinary Epidemiology, *Rev. sci. tech. Off. int. Epiz., 15 (3) :797-812.*

Mohiddin, L., (2009). Projeto de Diretrizes e Normas para Emergências Pecuárias.

MoARD, (2007). Governo da Etiópia, Ministério da Agricultura e do Desenvolvimento Rural, Estudo do Plano Diretor de Desenvolvimento Pecuário, Volume B, Produção de carne.p78.

Morris, R., S., (1999). A aplicação da economia nos programas de saúde animal: um guia prático.

Murphy, F.A., Gibbs, E.P.J., Horzinek, M.C., Studdert, M.J., (1999). Veterinary Virology.Pox viridae, pp277-292.

Ocaido.M, Otim C.P., e Kakaire,D., (2009). Impacto das principais doenças e vectores nos sistemas de produção de gado de pequenos agricultores em diferentes zonas agro-ecológicas e sistemas agrícolas no Uganda.

OIE .(2010). Manual de Testes de Diagnóstico e Vacinas para Animais Terrestres do OIE. Doença da pele nodular. Capítulo 2.4.14.pp768-778.

Osuagwuh, U.I., (2006). Qualidade do sémen e excreção do vírus da doença da pele nodosa no sémen após vacinação e desafio experimental de touros vacinados, tese de mestrado, Universidade de Pretória, pp3-28.

Otte ,M.J. e Chilondda, P.,(1996). An Introduction to animal health economics, Livestock information, Setor analysis and policy branch, Animal production and health division.

Philpott,J., Abera.A.,e Hadgu.K.,(2005). Livelihood/Risk assessment in Afar region, para a Oxfam International.

Piguet, F.,(2001).UN-emergency unit for Ethiopia, Even after rains, the Afar pastoralists remain vulnerable, Multi-agency assessment units.

Preeze, J.D., (2006). Controlo da doença da pele nodular, vacinar todos os anos contra a doença da pele nodular.

Pfeiffer, U.D., (2002). Descriptive Epidemiology, Veterinary Epidemiology, an Introduction, Royal Veterinary College, University of London. pp12-18.

Pritchett, J.Thilmany,D., e Johnson ,R., (2005). Impactos económicos das doenças dos animais: A Survey of Literature and Typology of Research Approaches. International Food and Agribusiness

Management Review Volume 8.

Putt, S.N.H., Shaw, A.P.M., Woods, A.J.,Tyler,L.e James ,A.D.,(1988).Veterinary epidemiology and Economics in Africa, A manual for use in the design and appraisal of livestock health policy.

Pyride,.J e Coakley,M.,(1959). Lumpy skin disease: Tissue culure studies,Bulletin of Epizootic disease of Africa 7:37-50.

Radostitis,MO.,Gay,C.,Hinchcliff.,and Constable,PD., (2007).Veterinary Medicine, Text book of the disease of Cattle, Sheep, Goat,pig and horses, 10th edition.

Zona de subsistência de sorgo e teff de Raya Valley, (2007). Perfil de subsistência, Tigray, Etiópia

Regassa, C., (2003).Estudo preliminar das principais doenças de pele dos bovinos que chegam à Clínica Veterinária de Nekemit, Faculdade de Medicina Veterinária, Universidade de Addis Abeba, Debrezite. Tese de Mestrado em Medicina Veterinária.

Rushton, J., (2009). The Economics of Animal health and Production, A Review of the application of the economics to animal diseases and health problems.

Salib, F.A., e Osman, A.H., (2011). Incidência da doença da pele grumosa entre o gado egípcio na província de Giza, Egito, Veterinary World, Vol.**4 (4):** 162-167.

Sere, C. e Steinfeld, H., (1995).World livestock production system, Current status, Issues and Trends pp6-12.

Shen, J.Y., Shephard,E., Douglass1,N, Johnston,N., Adams,C., Williamson,C., e Anna-Lise Williamson,A.L.,(2011).Um novo candidato a vetor de vacina contra o VIH baseado no poxvírus de Capri deficiente em termos de replicação, o vírus da doença da pele de Lumpy.

Stevenson, M., (2005). Study designs, Analytical studies, Introduction to Veterinary Epidemiology, Royal Veterinary College, and University of London, p31.

Thomas, L., (2002). Lumpy-skin disease, uma doença de importância socioeconómica.

Relatório do Perfil de Subsistência de Tigray (2005), Alamata Woreda, Zona Administrativa Sul.

Rumo a um futuro seguro em termos alimentares: O Plano Estratégico (2006-2010) da Sociedade de Socorro de Tigray.

Traktman, P.,(1996). Pox virus DNA replication, DNA replication in Eukaryotic cells, Departamento de Biologia Celular e Microbiologia, Faculdade de Medicina da Universidade de Cornell, Nova Iorque.

Thrusfield, M.,(2007). Describing disease occurrence, Veterinary Epidemiology,3th edition, Veterinary Clinical Studies, Royal School of Veterinary Studies, University of Edinburgh.pp46-64.

Tuppurainen, E.S.M e Oura. C. A. L., (2011).Revisão: Lumpy Skin Disease: An Emerging Threat to Europe, the Middle East and Asia, Instituto de Saúde Animal, Pirbright, Surrey, Reino Unido.

Tuppurainen, S.M., (2005).Deteção do vírus da doença da pele com grumos em amostras de bovinos infectados experimentalmente utilizando diferentes técnicas de diagnóstico, tese de mestrado.

Upton, M., (2004).Role livestock in economic development and poverty reduction, pro-poor livestock policy initiative.

Valones,A.A.,Guimaraes,L.R.,Brandao.LA.C.,de,Souza.P.R.E.,Carvalho.A.D.T.,Crovela, S.,(2009). Princípios e aplicações da reação em cadeia da polimerase em campos de diagnóstico médico: uma revisão Brazilian Journal of Microbiology **40**:1-11.

Vorster, J.H., Mapham, P.H., (2008). Lumpy skin disease, Livestock health and Production review.

Weiss, W.E., (1968). Lumpy Skin disease. Em Emerging Diseases of Animals.

www.ivis.org,poxviridae

www.ivis.org

PAM-Etiópia, (2009) Avaliação e Mapeamento da Vulnerabilidade (VAM), Segurança Alimentar e Vulnerabilidade em cidades selecionadas da Região de Tigray, Etiópia.

Woods, J.A., (1988), Lumpy Skin Disease, *Review. Tropical AnimalHealthproduction.20:11- 17*

Wood, J.A., (1990). Lumpy skin disease. In: Virus Infections of Ruminants, Dinter Z e Morein B (eds), Elsevier, Amesterdão, pp 53-67.

Yeruham,I.,Nir,O.,Braverman,Y.,Davidson,M.,Grinstein,H.,Haymovitch,M.eZamir,O.,(199   5). Spread of Lumpy skin disease in Israel dairy herds. *The Veterinary record 137: 91-93.*

Young, E., P.A. Basson, e K.E. Weiss, (1970): Infeção experimental de animais de caça com o protótipo da estirpe Neethling do vírus da doença da pele grumosa. Onderstepoort *J. Vet. Res. 37: 79-87.*

Zottele, A.C., e Astudillo.V.M.(1991).Pan American Foot and Mouth Disease Center, Animal Health Economy, Tools of Financial Evaluation and Economic Viability.

APÊNDICES

Apêndice I. Modelo de questionário para a investigação epidemiológica do LSD

I. Antecedentes e níveis administrativos das áreas de estudo

Nome do proprietário ____________ Sexo _______ Idade ______ Distrito ________ Keble _______
data da entrevista __________ Região ___________ Zona ___________ Distrito ________
Localização geográfica ___________

<table>
<tr><td colspan="2">

Estrutura e dimensão do efetivo

Número total de cabeças de gado em Kebelle

Ox____   Bull____ L.Cow ______

D. vaca___   Heifer______

Bezerro ____
       N.º de bovinos exóticos ____
Bezerro ____

</td><td colspan="2">

N.º de cabeças de gado na exploração

Raça ____   Boi ____ Touro ______

L.cow ____   D. vaca ____

       Heifer ____

</td></tr>
</table>

II. A história da ocorrência de LSD

1. Quais são as doenças de pele mais comuns nos bovinos do seu efetivo?

2. Já teve LSD no seu gado? Sim ☐ Não ☐

3. Quando é que a doença começou na zona (Kebele)? Época ____ Segunda-feira ____ Ano ____

Já tinha visto um surto deste tipo na zona antes desta altura, < 1 ano ____ 1-2 anos ____ 2-3 anos ____ >3 anos ____,

4. Qual a frequência de ocorrência de LSD na zona? Não sabe ____ A cada 1 ano ____ A cada 2 anos ____ >3 anos ____

5. Dimensão total do efetivo do agricultor antes do início da LSD ______: Estrutura do efetivo Boi ____ Touro ____ Bovino ____ Vaca em lactação ____ Vaca seca ____ Novilha ____ Vitelo ____

6. Quantos animais adoeceram e morreram devido ao LSD no rebanho __________

6.1. Animais clinicamente doentes				
Código animal	Raça	Sexo	Idade	Sinais clínicos
1.				
2.				
3.				
4.				

6.2.Animais morreram de LSD			
An. Código/nome	Raça	Sexo	Idade

III. Gestão do efetivo

7. Desloca o seu gado para outro local para pastar sazonalmente? Sim / Não

Em caso afirmativo, quando _______, onde _________, durante quanto tempo os manteve aí ___________?

8. Gestão dos recursos de pastoreio e de rega

Gestão do pastoreio e da rega **Sistema de exploração agrícola**
Communal____________   Pastoral _____________ Semi-pastoral ____________
Privado _____________   Sedentário ____________ Misto ____________
Pastagem zero ________   Semi-intensivo _________
Pastagem livre _________
<u>Tipo de alimentação</u>   <u>Sistema de rega</u>   <u>época crítica de escassez de água e de alimentos</u> para animais
Pastagem natural   Rio
Pastagens cultivadas   Fluxo_________ **Contacto com ovinos e caprinos**
Palhinhas de cereais   Poço   Sim / não
Esterco (sorgo e milho)   Lagoa
Sal e Minerais, concentrado

9. Comprou novos bovinos ou introduziu novos bovinos desde 6 meses antes do início do surto? Sim/Não; em caso afirmativo, origem do gado, número, sexo e idade?

____

10. Nome e distância (em km) do mercado de gado frequentemente utilizado e da rota de comércio de gado conhecida em torno da sua área.

____

11. Vacinou o seu gado contra o LSD? Sim __________ Não _________.

Se sim, quando? Antes do início do LSD _______ Especificar o momento __________ Após o início do LSD _______

12. Número de animais que adoecem (N.º de doentes/N.º total de bovinos __________ Número total de animais que adoecem devido à vacinação (N.º de doentes/N.º total de bovinos vacinados _______ não morreram (não morreram/total de bovinos _______), não morreram devido à vacinação (não morreram/total de não vacinados _______)

13. Existe alguma diferença entre os animais vacinados e os não vacinados no que respeita à gravidade da doença ___________ opinião do proprietário sobre a vacina ___________ o que fazer no futuro ___________

Apêndice II: Impacto financeiro do LSD

I. Informações sobre os antecedentes dos inquiridos

Nome do proprietário ___________ Sexo ______ Idade ______ Distrito _______ Keble _______
data da entrevista __________ Região __________ Zona __________ Distrito _________

<table>
<tr><td colspan="4">Estrutura e dimensão do efetivo</td></tr>
<tr><td colspan="2">Número total de cabeças de gado em Kebelle</td><td colspan="2">N.º de cabeças de gado na exploração</td></tr>
<tr><td>Ox____</td><td>Bull____ L.Cow ______</td><td>Raça ____</td><td>Boi ____ Touro ______</td></tr>
<tr><td>D. vaca___</td><td>Heifer______</td><td>L.cow ____</td><td>D. vaca ____</td></tr>
<tr><td>Bezerro ____</td><td>N.º de bovinos exóticos ____</td><td></td><td>Heifer ____</td></tr>
<tr><td>Bezerro __</td><td></td><td></td><td></td></tr>
</table>

II. Dados sobre prejuízos financeiros

a. Considera a LSD uma doença importante e como a classifica? Grave☐ Moderada☐ Baixa ☐

I. Se considera que é uma doença importante, trouxe os seus animais doentes à clínica?

Sim☐ Não ☐

II. Quais são as principais perdas que encontrou associadas à doença?

b. Número de LSD mortos por animal e preço atual estimado de cada um?

c. Mortalidade devida a qualquer outra doença/caso nesse ano específico

b)Um.nome	Raça	Sexo	Idade	Preço (birr)	c)Um.nome	Raça	Sexo	Idade	Preço (birr)
1.					1.				
2.					2.				
3.					3.				
4.					4.				

d. Em (♀) = Raça afetada _______ N° de vaca(s) em lactação:_________ ; vaca(s) seca(s) ________
e novilha(s)__________. Ordenhou bovinos infectados com LSD? Sim☐ Não ☐

Em caso afirmativo, quantas chávenas de leite por ordenha durante o caso agudo do surto?

Um	Fase de	Paridade	Estádio de	Quanto	Continuação	Perda de produção de leite

código /n°	produção de ♀		lactação Durante o início do LSD (mon.s)	tempo os dias foram de enjoo	ou interrupção da lactação	B/re LSD	A/r LSD	Perda total
1.								
2.								
3.								
4.								
5.								

e. Quantas fêmeas prenhes abortaram, em número __________ f Fêmea abatida devido a LSD _______; outro pb patológico __________ g). Em (♂) afectados: Raça __________ N.º de bois de tração afectados __________

Código/N° do animal	Quando ficou doente	Perda de peso estimada Média, Mínimo, Máximo	Número médio de dias de trabalho perdidos
1			
2			
3			

h. Área de terra cultivável estimada por boi/dia ______________

i. Preço local do serviço de chope de boi por dia: max _________ mod __________ min __________

j. Tempo suplementar despendido com cuidados médicos a animais doentes (em termos de horas/dia* n° de dias): max _________ min _________

k. Custo da medicação em birr/animal Máximo _______ min _______ Despesas totais _________

l. Gestão do efetivo: Alimentação em recintos fechados __________; criação em liberdade __________

m. Rações: Preço da palha/maço de burro _________; Feno/quadril ________; Silagem/kg ________ Concentrados/kg __________

III. Custos de mão de obra:

n. Estimativa do custo de mão de obra por mês ou ano para: Mão de obra Herdman _____________;

Ordenhador __________ Limpador _________; Custo do trabalho ocasional __________________

o. Alojamento: Estábulo vedado ___________; Celeiro doméstico ___________

p. Consumo total no ano: _______ vendido; _________; abatido ___________; abatido ________:
cedido a outros __________

q. Total de animais trazidos durante o último ano: ____________

IV. Dados sobre os preços de mercado

a) Preço médio **de mercado dos bovinos** nesse mês, **Ox=** Av _______ max ________ min _________,
Bull

= Av _______ max _______ min _________, **L.cow=** Av _______ max ________ min ________,

D. Vaca = Av _______ max ________ min _______, **Novilha=** Av _______ max _______ min
________,

Vitelo <1ano = Av _______ max ________ min ________

b) Preço médio do **leite** (lt) nesse mês: max ________ min _________ Carne de bovino (kg)

max _______ min _________ Hide= max ________ min ________

Estrume para feul/saco _____________ compost/saco _________________.

c) O seu gado é retirado do mercado devido ao LSD Sim☐ Não ☐

d) Custo da vacinação LSD/animal _______________

e) Custo do tratamento com antibióticos/animal _______________

Apêndice III. Mercado local, explorações privadas, inquérito aos matadouros

I. Informações de base e níveis administrativos

1. Nome do inquirido __________ Sexo Masculino [ ] Feminino [ ] Idade ______ Data da entrevista ________ Região ______ Distrito ________ Kebele ________

2. Atividade envolvida: Talhante☐ Comerciante local☐ Trabalhador de matadouro☐ Trabalhador de curtume ☐

3. Enumere (e classifique) cinco importantes problemas de saúde dos bovinos que afectam o mercado ___________________

4. Quais são as principais doenças de pele que conhece? __________________ ?

II. História do surto, época de ocorrência e perturbações do mercado

1. Já teve bovinos afectados por uma doença de pele com grumos? Sim☐ Não ☐

Em caso afirmativo, como classifica essa situação? V.Sevre☐ Severo☐ Moderado☐ Baixo ☐

2. Em que estação do ano/mês é que a doença é mais prevalecente?

3. Fonte do mercado; Agricultores locais☐ Comerciantes locais ☐

4. Comprou um animal doente com LSD no mercado? Sim☐ Não ☐

5. Em caso de resposta afirmativa à pergunta 4, o que é que fez com esses animais doentes?

Sólido para outro comerciante☐ Abate☐ Acompanhar a recuperação ☐

6. Em caso de abate, o que observou nos animais doentes?

Apêndice IV. Formato utilizado pelos respectivos distritos para registar a lista de preços do mercado de gado no mercado local e primário

Folha semanal de recolha de dados para informação sobre os preços do gado

Sítio _______________

Data _______________

Tempo _______________

Mercado _______________

Série Oferta de preços a retalho; Observação de preços

Espécies	Sexo	Classe	Grupo etário	Ramo	Grau	Fornecedor1	Fornecedor2	Fornecedor3	Fornecedor4
Gado	masculino								
Gado	Feminino								
Gado									
Gado									
Gado									
Gado									

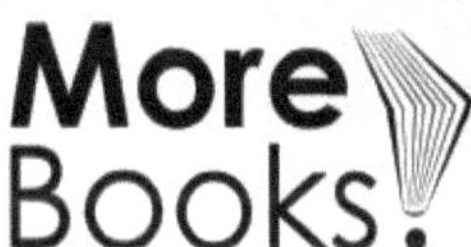

More
Books!

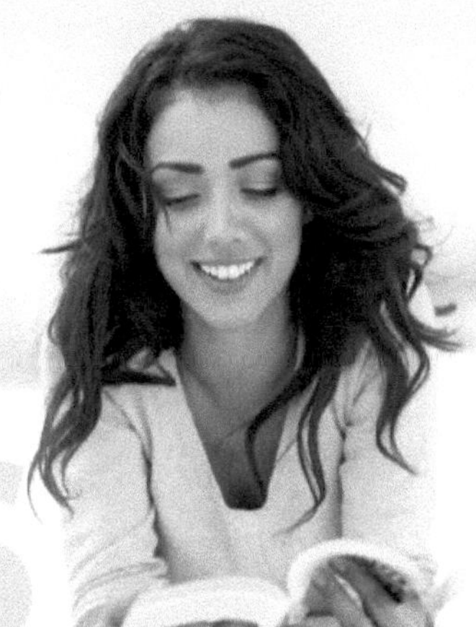

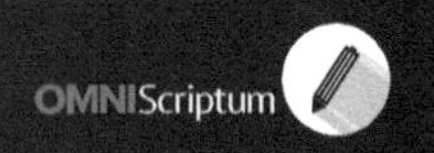

info@omniscriptum.com
www.omniscriptum.com
OMNIScriptum

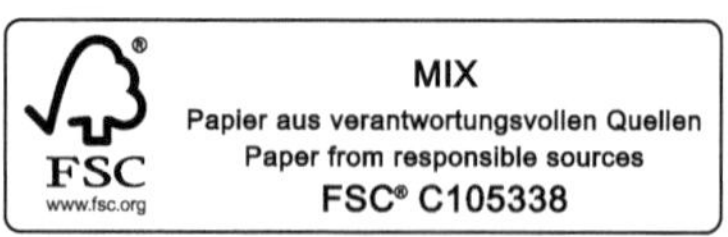

Printed by Books on Demand GmbH, Norderstedt / Germany